肩关节与膝关节疼痛防治130问

主 审 李飞跃　**主 编** 薛　彬　奚小冰

JIANGUANJIE YU XIGUANJIE

TENGTONG FANGZHI

130 WEN

中国出版集团有限公司

世界图书出版公司
上海　西安　北京　广州

图书在版编目(CIP)数据

肩关节与膝关节疼痛防治130问 / 薛彬, 奚小冰主编.
—上海:上海世界图书出版公司,2023.10
ISBN 978-7-5232-0813-7

Ⅰ.①肩… Ⅱ.①薛… ②奚… Ⅲ.①关节疾病-疼
痛-防治-问题解答 Ⅳ.①R684-44

中国国家版本馆CIP数据核字(2023)第174803号

书　　名　肩关节与膝关节疼痛防治130问
　　　　　　Jianguanjie yu Xiguanjie Tengtong Fangzhi 130 Wen
主　　编　薛　彬　奚小冰
责任编辑　陈寅莹
出版发行　上海世界图书出版公司
地　　址　上海市广中路88号9–10楼
邮　　编　200083
网　　址　http://www.wpcsh.com
经　　销　新华书店
印　　刷　杭州锦鸿数码印刷有限公司
开　　本　889 mm ×1194 mm　1/32
印　　张　3.75
字　　数　80千字
版　　次　2023年10月第1版　2023年10月第1次印刷
书　　号　ISBN 978–7–5232–0813–7/R・689
定　　价　58.00元

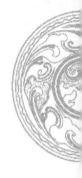

主编介绍

薛彬

医学博士，主治医师，师从上海市名中医、魏氏伤科代表性传承人李飞跃教授。

担任上海市中医药学会骨伤科分会及外治法分会青年委员。

主要从事魏氏伤科特色手法的临床疗效及生物力学效应机制研究，承担及参与科研人才项目10余项（其中主持3项），出版学术专著4部（其中副主编1部），发表相关学术论文23篇。

奚小冰

主任医师，上海交通大学、上海中医药大学硕士研究生导师。上海交通大学医学院附属瑞金医院伤科主任，师从上海市名中医、魏氏伤科代表性传承人李飞跃教授。

担任上海市中西医结合防治骨关节病重点实验室副主

任、中华中医药学会外治分会副主任委员、上海市中医药学会外治分会主任委员、上海市中医药学会骨伤科分会常委兼秘书等。

主要从事魏氏伤科传承及创新工作，发表SCI论文7篇，核心期刊论文15篇。主编医学专著3部，获得国家发明专利5项，2021年获"上海市医务工匠"称号。

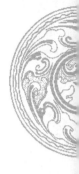

编委名单

主 审

李飞跃

主 编

薛 彬　奚小冰

编 委（以姓名拼音为序）

张 昊　许 勇　庄澄宇　李中伟

本书出版获以下项目资助

上海市临床重点专科建设项目

课题号：shslczdzk04802

上海市2023年度"科技创新行动计划"自然基金面上项目

课题号：23ZR1440400

肩关节与膝关节疼痛防治130问

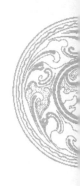

前　言

　　肩关节、膝关节疾病长期以来一直是普通大众（特别是中老年人）发病率很高的疾病之一，不但大众对相关疾病知识的渴求与日俱增，而且医务工作者在临床工作中对患者进行宣教的需求也愈发强烈，因此编写相关科普书籍以解答大众的疑惑、协助医生宣教变得尤为重要。

　　本书作者团队来自上海交通大学医学院附属瑞金医院魏氏伤科和骨科，该科室承担了"上海市十三五临床重点专科建设项目——中西医结合骨关节病"的建设任务，以此为立足点策划并撰写了本书。

　　书中内容以中医药及中西医结合防治三大常见的疑难病"肩周炎、肩袖损伤、膝骨关节病"为中心，结合魏氏伤科特色诊疗评估技术，通过列举130个人们最关心的问题，进行鞭辟入里、深入浅出的解答。解答问题时，主要从常见症状、常规检查、如何选择治疗方案和康复锻炼评估这4个最实用的方面切入，让普通大众一目了然、理解深刻。

本书有着可读性强、通俗易懂和紧跟诊治进展的特点，因此不仅适合广大百姓学习、使用，也适合相关医学生、医务工作者阅读参考。

薛　彬　奚小冰

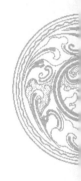

目 录

一

肩关节篇

1. 怎样认识肩关节

历史学家及人类学家们认为，直立行走是由猿进化到人类的最重要标志。直立行走解放了人类的双手，使上肢变得更加灵巧、更加容易抓握。直立后人类的肩关节在自然状态下处于非负重状态，骨骼也随着时间的推移逐渐改变，从而给予人类的肩关节最大限度的活动范围。由此引发各种急慢性伤病的概率也越来越高。

肩关节的骨骼（图 1-1）：主要是由肩胛骨、肱骨和锁骨组成。其中，肱骨头和肩胛骨的关节盂组成了最大的盂肱关节。这是一个球窝关节。由于肱骨头是肩关节盂的 4 倍大，这使得关节的活动度很大，但也增加了关节的不稳定性。另外，锁骨的外侧端和肩胛骨的肩峰组成了可以轻度平滑移动的肩锁关节。

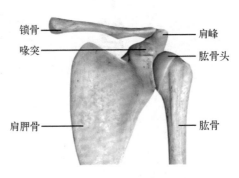

图 1-1　肩关节的骨骼解剖结构

肩关节的韧带与滑囊（图1-2）：肩关节的韧带主要有喙肩韧带、喙肱韧带、喙锁韧带和盂肱韧带等。这些韧带起到了稳定肩关节和辅助肩关节活动的作用。在肩关节疾病中，这些韧带也会有相应的症状，需要相应的治疗。比如，在肩周炎（冻结肩）中，肩前的喙肱韧带也有广泛的炎症。

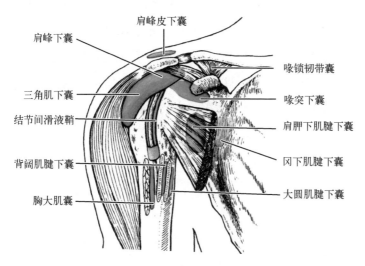

肩峰皮下囊
肩峰下囊
三角肌下囊
结节间滑液鞘
背阔肌腱下囊
胸大肌囊
喙锁韧带囊
喙突下囊
肩胛下肌腱下囊
冈下肌腱下囊
大圆肌腱下囊

图1-2　肩关节的韧带与滑囊解剖结构

肩关节的特殊组织还包括滑囊，又名滑液囊。全身50几个有名字的滑囊中最重要的几个大多在肩关节，是辅助肩关节活动顺滑的重要结构。主要有三角肌下滑囊、肩峰下滑囊、喙突下滑囊、肩胛下肌下滑囊等。其中，三角肌下滑囊和肩峰下滑囊常常相通。当肩关节的肩袖损伤时，也会累及附近的滑囊部分撕裂，会导致囊内积液。反之，滑囊积液间接提示了肩袖损伤。

2. 如何知道肩关节活动是否有问题

自然站立，双上臂平行下垂于躯干，伸肘，拇指指向前（图1-3a、图1-3b）。人体在正常情况下前上举为0°～180°，后伸0°～60°。正常情况，上臂离开躯体侧方向外抬举活动度（外展）为0°～180°，上臂经躯体前向对侧肢体靠拢（内旋）范围0°～70°。可以自我测试一下，肩关节的活动度是否受限了。如有活动度受限，应及时就医。

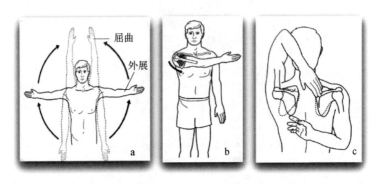

图1-3　正常肩关节活动角度（1. 外展、上举；2. 内旋；3. 后伸内旋）

另外在自测上举活动时，可以面对墙壁，上肢上举摸至最高处，画线记录，注意需要健侧和患侧做对比。如果两侧高度相差大于一个手掌，说明患侧的活动度已经受限比较明显了。在自测后伸活动时，可以将手臂后伸摸自己的脊柱（图1-3c）。看手指最高能摸至后背正中哪里，也可画线记录，两侧对比。如两侧相差 2 cm 以上，也说明肩关节活动有问题了，此时最好去医院就诊。

3. 肩膀抬到一定程度后出现疼痛，超过一定角度又不痛了，是怎么回事

将手臂自下而上缓慢抬高，尤其是 60°～120°，是最容易产生肩峰和肱骨头撞击的角度，也最容易出现疼痛。如果出现疼痛，提示可能存在的肩峰下撞击症。

4. 运动锻炼后肩关节痛，怎么知道肱二头肌有无受伤

向前伸直胳膊并掌心向上，不需要超过水平位面。找一人帮你或用自己的另一手在被检查的手腕处向下施加压力，然后向上抬，如果肩前侧有疼痛，则可能是肱二头肌有损伤。

5. 运动锻炼后肩关节痛，怎么知道冈上肌有无受伤

双上肢前外平举，拇指内旋朝下，上肢上举至肩胛骨的高

度并保持，如果不能保持这个动作，已经提示冈上肌的损伤。如可以保持，找人帮忙或用自己的另一只手，在小臂处施加一个向下的压力，若外侧的肩峰附近有疼痛，则可能是冈上肌损伤。

6. 运动锻炼后肩关节痛，怎么知道肩胛下肌有无受伤

将手放在腹部位置，肘关节不能贴到身体。用力按压，注意手腕平直，也就是手掌和小臂在一条直线上，如果此时肩胛骨里面有疼痛，则提示可能有肩胛下肌损伤。

7. 运动锻炼后肩关节痛，怎么知道冈下肌有无受伤

肘关节弯曲90°，上臂贴紧身体。在屈肘的同时，前臂外旋，或找人给予一个阻力，如果此时出现肩胛骨的外侧的疼痛，那么提示冈下肌和（或）小圆肌可能有损伤。

8. 日常运动中如何保护肩关节

肩关节作为人体最灵活的活动关节之一，日常生活中不

可避免地会出现肩部相关肌肉、肌腱、韧带的损伤。因此，针对如何保护自己的肩关节，我们主张：首先，做好肩关节周围肌肉基础力量训练；其次，尽量避免容易导致损伤的动作；运动过程中适当利用护具支具来避免损伤，比如肌肉贴等，都可用来保护自己，避免过度使用。此外，要避免进行超过人体极限的运动，以减少运动损伤。

9. 引起肩关节痛的疾病有哪些

（1）肩袖损伤，是导致肩痛的主要原因，约60%的肩关节痛是肩袖损伤引起的。

（2）肩峰下撞击综合征，是由于肩部骨骼撞击肌腱或滑囊而引起。

（3）肩周炎，约15%的肩关节痛是肩周炎引起的。肩关节及关节周围的组织慢性损伤或老化，造成局部肌肉、肌腱、关节囊等软组织发生了慢性炎症反应。

（4）钙化性肌腱炎钙化性肌腱炎指钙盐沉着于肌腱中，最常见于肩关节的肩袖肌腱，多见于30～50岁的运动人群，糖尿病患者的发病率较高。

（5）肩峰下滑囊炎多因外伤、肩部肌腱损伤或退变、长期挤压和刺激所致，严重者可并发肩关节活动明显受限。

（6）肱二头肌长头腱炎可因外伤或劳损后急性发病，但大多是由于肌腱长期磨损而发生退行性变的结果。

（7）肩关节不稳由于发育的原因，或者损伤所致的骨结构缺损、盂唇病变、关节囊或韧带过度松弛以及肩关节周围肌肉麻痹等原因均可导致肩关节不稳定。

（8）肩锁关节病变直接、间接暴力致肩锁关节脱位、半脱位，慢性积累性劳损致肩锁关节退变。

10. 魏氏伤科怎么认识肩关节痛

肩关节痛属中医肩痹范畴，中医最早提出肩痛症状描述见于内经的《素问·缪刺论》："邪客于足太阳之络，令人头项肩痛。"魏氏伤科认为，肩关节痛的病因病机主要包括：外邪侵袭、正气亏虚或痰瘀气滞；主张根据病情缓急将肩痹分为急性期和慢性期。急性期：肩部气血痹阻、筋急作痛；慢性期：中年以后气血渐衰，筋失濡养，风寒湿外邪侵袭局部，经络阻塞，气血失和，经脉拘急，筋缩不伸。

11. 魏氏伤科怎样检查肩关节

魏氏伤科诊查疾病一般讲究望、比、摸三法，同时借鉴西医的体检。注重通过观察患者的步态、坐姿、肢体活动等来判断病情，并通过望诊来了解全身其他部位可能的相关间杂损伤。可以说，从医生见到患者开始，就是查体的开始。

且患侧要与对侧做比较。主要观察肩部形态，各肌肉有无萎缩和不对称，活动是否受限等。比如有方肩可提示肱骨头脱位、腋神经麻痹引起的三角肌萎缩、废用性肌萎缩。有垂肩提示可能有局部骨折、腋神经麻痹等。肩锁关节高耸可提示局部损伤，肩锁关节半脱位或全脱位，肩锁喙锁断裂等。其他还有肩胛骨外形，肩胛骨与脊柱间距、肱二头肌外形等等，乃至患者坐姿，如何放置患肢，怎样活动上肢，是否愿意握手，变换体位时是否疼痛等都属于魏氏伤科望诊的范围。

对于肩关节触诊的顺序：前、外、后、上。要全面：包括肩锁关节，二头肌长头，结节间沟，大结节，肩袖肌肉，肩峰下滑囊等。主要包括：疼痛、肿胀、温度、明显或潜在的畸形，各结构间相对应关系等。在摸的过程中，特别注意哪些最容易辨别的骨性标志，比如胸锁关节、锁骨、肩锁关节、肩峰、喙突、肱二头肌头肌腱等。

对肩关节活动角度的检查，魏氏伤科主张除了常规观察从前、后、侧三个方向的活动外，还可观察生活中的动作，比如：穿脱衣物、梳头、如厕、高处取物，以及过肩举重物等。

12. 什么是肩周炎

肩周炎，又称冻结肩、五十肩，是一种严重影响中老年人生活质量的慢性退行性疾病，属中医"痹证"范畴。临床主要表现为肩部疼痛，夜间为甚，逐渐加重，肩关节活动功能受限且逐渐加重，达到某种程度后逐渐缓解。本病的好发年龄在50岁左右，女性发病率略高于男性，多见于体力劳动者。

13. 所有的肩关节痛都是肩周炎吗

日常生活中，很多人肩关节出现疼痛后的第一反应就是肩周炎犯了！其实，并不是所有的肩痛都是肩周炎，更多的可能是肩袖损伤（俗称筋断了），人群中肩袖损伤的比例高达50%，而肩周炎只有8%左右，这是2种完全不同的疾病，而且两者的康复治疗和训练是完全不同，甚至相反的。所以生活中大部分人对肩关节痛的认知是错误的，往往把肩袖损伤当成肩周炎来治，不但不能解决问题，而且会起到反作用，甚至延误最好的治疗时机。

14. 什么是肩袖损伤

肩袖损伤是肩袖周围附着的四块肌腱（冈上肌、冈下肌、肩胛下肌、小圆肌）损伤引起的损伤性疾病。初期表现为肩膀不容易抬起来（主动活动受限明显），别人可以抬起你的肩膀（被动活动受影响相对较小），往往夜间疼痛较甚、不能侧卧，举过肩时疼痛较甚。在疾病的后期，尤其是完全撕裂者，患肩在上举时会有弹响感。其他表现有：肩关节各方向上活动无力；病程超过3周，肩部肌肉有可能逐渐出现萎缩，三角肌、冈上肌、冈下肌最为明显；如病程超过3个月，关节挛缩，活动受限可能会比较明显。

15. 如何区分肩周炎和肩袖损伤

肩周炎的患者肩关节活动到一定角度后，会出现突然"卡"住，再用力也无法继续打开的情况；而肩袖损伤的患者则是肩关节活动到一定角度后会出现疼痛，但继续用力仍可以完成较为完整的关节活动。

16. 为什么肩周炎会找上我

肩周炎的病因分为两种类型：关节内原因和关节外原因，主要是关节内原因。当年龄超过50岁，肩关节周围的软组织开始退化，血液供应也逐渐不足，肌肉、肌腱、韧带的受力也减弱。关节囊比较松弛，关节的稳定性相对较弱。由于肩部组织经常受到各方面的摩擦挤压受力等；或者由于患者长期姿势不良，或者由于运动过度，或者受到风寒湿的侵袭，退化的肩周组织就容易受伤、粘连、萎缩，从而造成肩周炎的发生。而关节外原因主要有：内脏疾患、颈椎病，或邻近关节疾病。这些疾病导致肩关节长期不动，使得肩部肌肉持续性痉挛，缺血从而形成炎性病灶，逐渐变成真正的肩周炎。还比如糖尿病患者，由于代谢原因，使得胶原沉积在肩关节，出现关节囊的慢行纤维化和增厚，导致了肩周炎的产生。

17. 导致肩袖损伤的原因有哪些

（1）急性外伤，包括摔伤、车祸、搬重物等外伤，直接导致肩袖损伤。

（2）随年龄增加，肩袖逐渐老化，容易出现损伤，如同旧衣服容易出现损坏。

（3）重复性动作，包括反复做举手过头的运动，如打羽毛球、网球、手球、排球、投掷运动等；反复做举手过头的工作，如建筑、油漆、木工等；反复做肩关节旋转的动作，如保龄球、游泳和划船等。

（4）硬的骨刺和软的肩袖频繁碰撞，会导致肩袖损伤。

（5）肩袖损伤还可能与遗传有关。

18. 肩周炎和肩袖损伤会同时发病吗

会。肩周炎和肩袖损伤是临床引起肩关节疼痛的主要疾病，其中"肩袖损伤"是导致肩痛的最主要、最多见的原因，一般来说，肩袖损伤和肩周炎会同时发病，因此需根据患者肩袖损伤的程度和肩周炎的病程分期等进行具体分析，选择合适的治疗方法。

19. 肩周炎临床特点有哪些

主要症状是疼痛与活动受限。疼痛以夜间痛最为显著，活动受限表现为全方位受限，但以外旋受限为著。通常发病后3～6个月疼痛与活动受限达到峰值，一般在此阶段维持2～3个月后症状逐渐开始缓解。肩周炎是一种自限性疾病，绝大多数患者一段时间后均自行缓解，病程通常为1～1.5年，个别患者可迁延至2年。

20. 肩袖损伤的临床特点有哪些

第一，发病率高：占肩痛患者的40%～60%，研究报道，60岁以上人群发病率高于20%。第二，症状明显：疼痛明显，严重者夜间痛醒。第三，损伤严重者肩部无力，影响日常生活。第四，不及时治疗可能致残，需要手术治疗。

21. 发现肩袖损伤怎么办

只要及时就诊，那么肩袖损伤完全可以被治愈。但如果不当回事，那么后续的治疗也会更为复杂。很多人认为肩痛就是肩周炎，忍一忍，或者自己拉伸一下就好了，常常延误了治疗，甚至可能导致肩袖损伤伤口扩大。巨大的肩袖损伤在后期可能导致肩关节严重磨损，最后甚至不得不进行手术治疗。

22. 肩膀疼、抬不起，首先该怎么办

首先确定自己是否受伤了，如果有外伤，应吊带固定好，不要乱动，然后立即到医院就诊。根据专业医生的检查和评估、确定下一步治疗方案。其次，如果单纯是着凉了，吹了一夜空调，那么首先可以热敷，或者贴暖宝宝，症状就会缓解。

23. 肩周炎还有什么症状

（1）疼痛：初期时肩部呈阵发性，虽然有一部分患者为急性发病，但大部分慢性起病。疼痛为持续性，劳累后加重，遇风寒湿加重，当肩部发生牵拉或碰撞时疼痛加剧。一般昼轻夜重。疼痛可向上肢放射。

（2）僵硬：肩关节活动受限。各个方向上均活动受限。一般来说，肩部外展，上举后伸等比较明显。如得不到有效的治疗，有可能严重影响肩关节的功能。由于长期关节不动，关节周围组织粘连更加严重，局部肌力下降。很多患者连洗脸刷牙、梳头、穿脱衣服都不能完成。

（3）怕冷：疼痛的肩关节尤其怕冷，不能吹风，得温则减。

24. 怎么知道自己的肩袖是否损伤

感到肩部前方疼痛，并沿手臂向下放射，特别是在拿高处的东西或向上抬胳膊之类的过肩运动时；夜里肩膀非常疼痛，甚至影响向患侧侧躺；肩膀变得无力，像梳头或手放在后背这样的日常活动也变得困难，肩部活动度减低；外伤导致的撕裂可引起急性疼痛、肩部无力、活动弹响感。出现上述这些症状都提示你去正规医院及时诊治。

25. 如果肩袖已经受伤，继续使用是否会造成损伤进一步加重

会。肩袖损伤伤口会随着时间变得越来越大，其主要原因是继续反复使用患侧肩膀或再次受伤。患侧肩膀突然疼痛

和无力，常提示原有的损伤进一步加重。

26. 肩膀受伤或感到疼痛，应该看什么科

如果肩膀受伤或存在慢性疼痛，最好求助骨伤科医生，他可以根据临床症状、体征和辅助检查（肩关节X线片、磁共振成像）等做出诊断，并做出准确的诊断和恰当的治疗，尽早的诊断和治疗可以快速缓解肩膀疼痛。

27. 如何才能确诊是肩袖损伤还是肩周炎

除发病因素和临床症状特点，最终确定诊断，还是需要找专业的中西医骨伤科医生，只有专业的医生，才能通过病史的询问和专业的体格检查，对"肩痛"进行分析，进而通过影像学手段明确诊断。X线片检查可以初始评估肩关节骨性结构；磁共振成像检查（MRI），是目前诊断肩袖损伤最准确的方法。

28. 肩关节疼痛就诊一般做哪些影像学检查

肩关节痛影像学检查项目主要包括X线片、CT、磁共振

成像 3 个检查项目。其中 X 线片是肩关节痛患者首选检查项目，可直观地观察肩关节骨质异常改变、骨的继发改变和喙肩弓的异常改变；如因疼痛导致不能正确摆放体位，影响 X 线片检查的准确性，可行肩关节 CT 检查；磁共振成像检查主要用于肩关节周围软组织损伤患者的诊断及鉴别诊断，常规 X 线片和 CT 检查对软组织损伤的诊断效果不佳。

29. 肩周炎有哪些治疗措施

肩周炎作为骨伤科最常见的疾病之一，严重影响了患者的生活质量。一旦诊断明确，患者应尽早就医，并在专业医生的指导下积极治疗。具体治疗措施主要包括保守治疗和手术治疗，保守治疗主要包括运动疗法、药物治疗、中医手法、针灸等，手术治疗包括麻醉下手法松解术、关节镜下关节囊松解术、小针刀治疗、开放性手术治疗。

30. 肩周炎的总体治疗原则有哪些

目前对肩周炎治疗原则以减轻疼痛和恢复关节活动为前提，分时、分阶段予以干预和治疗，但究竟那种治疗方式才最合适至今尚无定论，临床医生对于治疗方法的选择大多依据个人经验和偏好而不是根据现有的临床证据进行选择。

31. 肩袖损伤的总体治疗原则有哪些

缓解损伤局部的炎症反应、消除疼痛；重建肩袖的力学平衡机制，促进肩关节功能的恢复，满足日常生活和运动需要；部分肩袖损伤的患者以保守治疗为主，完全损伤的患者应采取手术治疗。

32. 有无治疗肩周炎的特效药

肩周炎没有特效药物，但是在临床上有一类被称作非甾体类药物，可以用来缓解肩周炎的疼痛，比如布洛芬及外用的双氯芬酸二乙胺，还有口服的塞来昔布等。而这些药物长期应用会有一定的胃肠道不良反应，同时它并不能真正地改善因为肩周炎而导致的肩关节活动障碍。还有一种起效更快的是"封闭"治疗，即使用激素和麻醉药物，这种治疗往往能很快缓解疼痛，但如果激素注入量过大、频率过高或间隔时间过短，会导致骨质疏松、骨坏死，以及局部肩袖等肌腱组织退变和老化，还会导致一段时间内血糖异常增高。所以治疗肩周炎没有特效药物，任何治疗都有其两面性，最科学的方法，是适当地药物治疗，配合局部理疗、按摩等，进行肩关节主动和被动功能训练，比如肩关节外展、上举、外旋、内旋、前屈、后伸等。

33. 激素不良反应大，肩周炎不能行封闭治疗吗

不对，肩关节封闭治疗是将一定浓度和剂量的麻药（罗哌卡因或利多卡因）与激素（倍他米松或曲安奈德）混合注入肩关节腔和（或）肩峰下间隙，减少局部炎症反应对神经系统的刺激，缓解疼痛症状，是一种改善症状的非常有效的治疗方法。所用的倍他米松和曲安奈德等属于激素类药物，具有抗炎止痛的作用。封闭治疗止痛效果好，对于疼痛剧烈的患者来说也是经济、便捷、有效的治疗方法，规范使用1～2次可缩短自然病程、有效缓解疼痛、改善肩关节活动功能，只要严格掌握封闭疗法的适应证和禁忌证，一般不会产生不良后果。

34. 肩周炎要不要手术

大多数肩周炎患者是不需要手术的，只有15%左右的患者最终需要手术。如果经保守治疗效果不佳、疼痛和功能受限明显，可以进行手术治疗。手术主要是采用肩关节镜，进行滑膜清扫、骨赘切除、粘连组织松解。

35. 哪些肩关节疾病需要进行肩关节镜手术

肩关节镜手术可以治疗关节内各种炎症，比如滑膜炎、创伤性的关节炎、关节内的游离体、肩关节的骨质增生、关节软骨的损伤、肩关节盂唇的损伤、关节粘连及关节活动受限，还有各种不明原因的关节疼痛。

36. 肩周炎能否自愈

肩周炎是一种自限性疾病，一般在起病后的1～3年后会自愈。但据调查显示，若不采取干预措施，病程结束后大约有40%的患者会留下轻度的后遗症，例如肩关节活动轻度受限等；而有15%的患者会留下终身残疾，表现为关节粘连、肌肉萎缩、功能活动障碍等。

37. 得了肩周炎忍痛加强锻炼就会好吗

肩周炎的主要症状就是疼痛和功能受限，尤其在粘连形成期疼痛严重的时候，不要进行活动量大的功能锻炼。最新的文献综述指出，忍痛锻炼的效果较差。肩周炎疼痛主要来自肩关节内的滑膜炎症反应，活动量大会导致滑膜炎症反应加重，从而可加重疼痛，形成恶性循环，越练越疼，功能越来越差，因此应该先控制疼痛。例如，关节腔注射复方倍他米松注射液加利多卡因，抗炎作用非常好。等疼痛已经基本缓解、稳定之后，再进行关节的牵拉训练，往往关节粘连松解更快，病程明显缩短。

38. 冲击波治疗肩周炎效果好吗

冲击波疗法在医学上应用范围非常广泛，比如，最早是将其应用于体外碎石，有些医生在治疗中发现，使用冲击波对存在炎症或粘连的部位进行刺激，可以促进炎症的消退及粘连的松解，所以将其应用于像肩周炎或者是股骨头缺血性坏死这类疾病的治疗，冲击波治疗能有效减轻疼痛，有利于韧带组织的愈合和修复。冲击波比较适合伴有钙化性肌腱炎，或肌腱钙化这类问题的肩周炎，治疗效果较好，若为普通的肩周炎，冲击波具有一定的辅助治疗效果，并不是非常具体，并不能单纯靠冲击波快速治愈肩周炎。

39. 康复理疗治疗肩周炎效果好吗

康复理疗对肩周炎具有一定的效果，可改善局部血液和淋巴液循环，增强组织代谢，消除水肿，促进炎症的吸收，缓解肌肉痉挛，从而减轻和消除疼痛。临床应用表明，在肩周炎早期，应用物理康复治疗不仅能缓解症状，而且还能延缓病变的发展或缩短病程。常用的治疗方法有超短波、体外冲击波、中频电疗、超声波、热疗等。根据不同类型及各时期功能障碍的特点，可选择不同的物理因子进行治疗。

40. 不想吃止痛片，可以吃中药吗

可以，中医对于肩关节痛的治疗，常常给予中医辨证施治，酌情口服中药治疗。魏氏伤科常用的中药方剂有：舒筋活血汤（魏氏验方），具有舒筋通络、活血、祛风、止痛之功效；三痹汤（妇人大全良方）具有益气血、补肝肾、祛风湿、止痹痛之功效。当然，具体用什么方药，如何加减配伍，还是需要到医院就诊，因人而异、辨证施治。

41. 肩袖损伤应如何处理

肩袖损伤的患者，很难完全通过单一的自检确定损伤的程度。建议到骨伤科门诊由临床医生进行体格检查，做进一步的影像学检查，然后结合影像学资料进行评估后，根据病情，提供专业的临床治疗方案。

42. 肩袖损伤一定要做手术吗

不一定，对于一些病情比较严重的患者建议手术治疗，具体指征需要由临床专科医生进行详细的评估后决定。此类患者在进行专业的评估之前，注意保护肩关节，避免过度活动。

43. 肩袖损伤非手术治疗方法有哪些

肩袖损伤非手术治疗的方法主要包括非甾体抗炎止痛药物的应用、休息、制动、各种局部的物理治疗等。休息、制动的时长需要医生根据情况制订。还有中医治疗方法，包括中医药物内服外用、针灸、手法等。单是外用的中药就包括膏药外贴、药膏外擦、中药外用热敷熏洗等。在各种方法使得肩部疼痛减轻后，还要开始进行功能康复训练，包括活动、调整、拉伸，以及力量训练等。

44. 肩袖损伤后如果不进行手术，是否会自动愈合

多数轻微的肩袖损伤可进行非手术治疗，治疗的目标是为了缓解疼痛、恢复肌力及改善关节活动。撕裂的肩袖

无法自己愈合，但非手术治疗也可获得较好的效果。如非手术治疗效果不佳且严重影响患者生活质量，手术治疗是最佳选择。

45. 肩袖损伤手术治疗方式有哪些

主要有常规手术和肩关节镜手术两种。随着技术的不断发展，肩关节镜手术成为肩袖损伤手术治疗的首选。

46. 肩袖损伤术后何时复诊

一般而言，术后2周、术后1个月、术后2个月、术后3个月、术后半年、术后1年和术后2年是术后复诊的关键时间节点，需要患者到医院复诊，医生根据患者复查的X线片、磁共振成像等影像学资料和肩关节功能评分，给出康复锻炼的具体意见。

47. 肩关节镜为何是肩袖损伤手术治疗的首选治疗方法

肩关节镜是近二十几年来骨科运动医学专科新开展的

一项微创技术，国内近10年发展迅速。关节镜技术被称为"20世纪骨科三大发明之一"。与常规手术相比，有下列优点：

（1）切口小感染概率低、皮肤不容易留下瘢痕；

（2）手术创伤小、安全可靠、不影响关节以后做其他手术；

（3）适用于关节内的各种病变，禁忌证少；

（4）兼有明确诊断及治疗双重作用。

48. 哪些患者需要进行肩关节镜手术

肩关节镜手术是临床中常采用的微创手术，通过一定的保守治疗，患者的疼痛还有活动受限始终得不到缓解，这时就会采取手术治疗。手术治疗方式首选肩关节镜手术，可以修补韧带、缓解患者疼痛、恢复肩关节功能状态。

49. 老年人肩袖损伤能不能采用肩关节镜治疗

首先，对于肩关节镜使用的年龄上没有明确的界限。而且对于肩关节退行性疾病来说，老年人的发病率更高，是更加需要治疗的人群。有统计显示，年龄大于60岁的人群中，60%存在肩关节的问题，而年龄大于80岁的人群中，90%存在不同程度的肩袖损伤。

50. 采用肩关节镜治疗的患者，治疗前需要做什么准备

由于肩关节的手术不能使用骨科常用的止血带设备，所以，在决定手术后需要注意控制血压。如果是糖尿病患者，则需要控制好血糖。肩关节镜手术还要求患者的皮肤不要有湿疹、伤痕，近期不要熏蒸或拔火罐等。

51. 我国哪类医院可以做肩关节镜手术

目前，根据我国权威部门统计，几乎所有的三级医院和约30%的二甲医院都可以开展此项技术，在一些发达城市，肩关节镜技术水平已经能够和发达国家媲美。

52. 一般肩袖损伤做肩关节镜微创术后多久可以恢复

肩关节镜微创手术主要是恢复肩袖组织的连续性和完整性，术后需要配合肩关节主动和被动的康复功能训练。经过

积极的治疗，大部分患者在半年左右能够恢复肩关节正常的活动范围和负重功能。但主张术后一年不进行剧烈运动（如打羽毛球、网球等），否则容易使肩袖缝合部位再次撕裂，导致疼痛和关节活动工作障碍症状复现，影响患者的日常生活。

53. 治疗肩关节痛，魏氏伤科有哪些特色外用药

魏氏伤科治疗肩关节痛，主张根据疼痛分期辨证治疗，一般急性期患者肩部肿胀疼痛明显，往往皮肤发热，局部压痛明显。魏氏伤科予以外敷三圣散，又称消肿散。该药在上海交通大学医学院附属瑞金医院临床应用数十年余，用芙蓉叶等磨粉用饴糖或蜂蜜调制而成。有活血、消肿、清热、止痛之功效。而在慢性期，魏氏伤科对于肩痹常常应用中药外敷或中药煎水外洗，常用外用方为蒸敷方（魏氏秘方）、四肢洗方（魏氏验方）、舒筋活血洗方（魏氏验方）、海桐皮汤（医宗金鉴方）等。

54. 肩关节疼痛能否进行魏氏伤科特色的手法治疗

可以的。魏氏伤科手法对于肩关节疼痛的治疗非常有

效，但手法应用的时间需选择恰当。一般来说，急性发作期疼痛剧烈，不宜施行手法，缓解期适用。魏氏伤科有一整套的特色治疗手法，针对引起肩关节痛的不同疾病，分别对应不同的治疗手法，具体操作及治疗周期建议请专业伤科医生评估后决定。

55. 肩关节痛得不厉害时"拉一拉"就能好吗

不一定。需要到医院就诊，做肩关节的磁共振成像检查。需要看是否有肩袖损伤（或者冈上肌等肌腱的撕裂）。如果有肩关节某一肌肉或肌腱的撕裂，就不建议"拉一拉"了。

检查结果如果没有"撕裂"，仅仅提示"肩周炎"，是可以适当"拉一拉"的。当然，还是建议专业的伤科医生或康复医生给予专业的运动处方。

56. 肩关节痛如果没有肌肉或肌腱撕裂，可以进行哪些锻炼

魏氏伤科有一整套的导引锻炼方法。根据具体的病症，有相应的导引方法。如肩关节疼痛，确诊是肩周炎推荐导

引：轮肩导引（详见第67问）。

57. 导引锻炼对肩关节痛患者有什么效果

导引锻炼是来源于中医传统锻炼方法，可维持或改善肩关节活动范围，增强肌力，提高关节稳定性，减轻肩关节疼痛，提高生活质量。具体锻炼需要以患者身体能够耐受，不引起局部关节疼痛、肿胀为限。

58. 肩关节痛不能高处拿物，哪种导引效果好

此类症状推荐导引：作揖导引（详见第68问）。

对于严重的病例也可以采取平卧位进行导引锻炼。上举的时候还可以借助重力的吸引。当平卧位已经锻炼的比较灵活之后，再改用站立为锻炼。

59. 肩关节痛，如厕时"擦屁股"不方便，哪种导引有效果

"擦屁股"动作受限，即肩关节内旋内收动作受限了。

这个时候推荐导引：反扯导引（详见第69问）。

60. 肩膀一动就疼，白天还能忍，晚上疼得厉害，怎么回事

人体有一条神经叫交感神经，白天工作的时候它相对处于兴奋的状态，对于疼痛的抵抗阈值也比较强烈。而到了夜间呢？迷走神经也就是副交感神经比较兴奋，疼痛神经比较敏感，疼痛阈值比较低。同时，夜间比较安静和注意力集中，局部疼痛就更明显了。

另外，休息状态下，身体的活动量减少，肩关节的血液循环也会比较减缓。由于白天肩关节不自主地运动产生了大量的无菌性炎症细胞，晚上若不能及时被血液循环带走，积累到局部，就可能引发疼痛。这与中医的气滞血瘀理论非常相似——瘀在某一局部时，则经脉不通，不通则痛。

总而言之，在夜间的时候，由于迷走神经兴奋疼痛阈值的降低，以及无菌炎症细胞刺激血管平滑肌，导致了瘀而不通，所以晚上会感觉疼痛比较明显。

61. 不方便去医院，有没有推荐的药物

这时建议服用一些对症的消炎止痛药物，比如口服布洛

芬、戴芬、莫比可、塞来昔布胶囊、依托考西、洛索洛芬钠等。药物本身有比较好的消炎作用，同时局部止痛效果也比较好。当然，前提是排除是否有心血管疾病及消化道疾病，以防不良反应，具体服用哪一种药物，还是建议由专科医生指导。

同时用一些活血化瘀、温经通络的膏药，效果也是不错的，比如魏氏伤科三七断骨巴布膏。配合一些魏氏伤科的导引动作进行锻炼，多管齐下，缓解就会更加明显。

62. 肩关节痛要注意什么

（1）制动休息。肩关节疼痛明显时避免剧烈运动、避免提重物、制动休息，避免二次损伤。

（2）注意防寒保暖。在空调房或天气变化时佩戴围巾避免肩关节受凉，夜间睡眠时肩关节盖好被子，避免诱发，甚至加重病情。

（3）局部热敷。可以用热毛巾热水袋热敷肩关节，改善肩关节血液循环，缓解疼痛。

（4）适度锻炼。在肩关节疼痛缓解时，适度进行肩关节功能锻炼，可以先热敷再锻炼，以锻炼时无痛为度，严格控制锻炼时间及频次，循序渐进，不可操之过急，避免过度锻炼加重病情。

63. 自己在家敷敷膏药，肩周炎会好吗

肩周炎是一种自限性疾病，这种疾病发展到一定程度后会自行停止，然后慢慢恢复，直至正常，所以仅从疾病性质来说肩周炎确实不治也会"好"，但不能忽略的一个问题就是时间，自愈过程要 1～2 年。关节周围发炎本身就会造成组织粘连，很多患者又因为疼痛而不敢活动肩部，长期不动，肩关节慢慢就"冻"住了，因为关节失去运动功能还会连带造成周围肌肉萎缩。

64. 魏氏伤科对肩周炎有哪些特色的治疗方法

目前，对肩周炎主要是保守治疗。口服消炎镇痛药、物理治疗、痛点局部封闭、按摩推拿、自我按摩等综合疗法，同时进行关节功能练习，包括主动与被动外展、旋转、伸屈及环转运动。当肩痛明显减轻而关节仍然僵硬时，可在全麻下手法松解，以恢复关节活动范围。上海交通大学医学院附属瑞金医院魏氏伤科是国家级中医骨伤科流派、国家级非物质文化遗产，特色疗法是运用魏氏手法、导引，配合魏氏方药综合治疗。

65. 针对肩周炎，有什么预防措施

（1）注意肩部保暖，尤其是夜晚。夏季炎热，开空调吹

风扇，夜晚睡觉时肩部容易着凉，导致冻结肩发作。

（2）加强锻炼，增强肩关节肌肉锻炼。比如魏氏导引、八段锦等，但要注意运动量，以免造成肩关节及周围软组织损伤。

（3）纠正不良姿势。对于经常伏案工作的人，久坐后要起身做些舒展运动，避免因长期的不良姿势造成慢性劳损和积累性损伤。

（4）注意易引起继发性冻结肩的相关疾病，如糖尿病、颈椎病、肩部和上肢损伤等，密切观察是否产生肩部疼痛症状，保持肩关节的活动度。一旦肩部不适要及时治疗，切忌拖延；对于有肩周炎病史的中老年人，不要提过重的物品，尽量远离潮湿环境。

66. 魏氏伤科针对肩关节痛患者有哪些导引锻炼招式

魏氏伤科针对肩关节痛患者主要有以下导引锻炼招式：轮肩导引、作揖导引、反扯导引、横平抬臂导引、云摆导引。

67. 轮肩导引锻炼步骤及适应证有哪些

【导引步骤】

动作准备：患者两腿分开（与肩同宽）站立；或两腿一

前一后，前膝屈曲，后腿伸直站立。

　　动作步骤：开始活动时，健侧之手撑住腰部，患侧之手握拳，肘关节伸直不要屈曲，先由前向后有节奏地轮转10圈，然后再由前向后如此反复锻炼。轮转的幅度，根据患者的病情体质逐渐地由小到大（图1-4）。

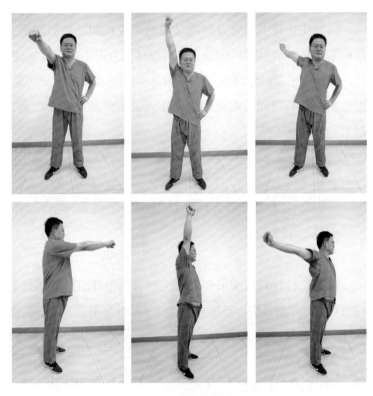

图1-4　轮肩导引动作

　　锻炼时注意健侧腰部必须撑紧，患者肩部放松，手部用力轮肩。前后各轮转10圈左右。根据锻炼进度可适当增加。

每天2～3次锻炼。

【导引作用】

肩关节扭筋伤后，日久形成束骨筋与肩棱筋同时涩滞，肩关节抬举翻转活动均受限制。大多数患者不能向患侧卧，症状拖延日久，以致肩部周围的肌肉萎缩，可采用轮肩导引。

68. 作揖导引锻炼步骤及适应证有哪些

【导引步骤】

动作准备：患者两足分开（与肩同宽）站立，两手十指交叉扣紧，两肘伸直。

动作步骤：锻炼时两臂用力逐渐向上抬举，当抬到一定高度而不能再抬时，即轻轻放下。为了加强手臂抬举的力量和幅度，在上抬前身体可向前俯，使手臂适当放低。抬起时身体稍向后仰，使手臂尽量举高借重身体俯仰活动（图1-5）。

抬起放下作为1节，每天10节左右，重症者活动量须逐步增加，每天2～3次。

【导引作用】

摩擦肩关节是杵臼软组织粘连分化，使腋窝前后弦筋调节筋调节平衡，疏畅细小筋络，恢复气血的运行。

【适应范围】

凡肩关节脱位或骨折后关节粘连；肩关节周围炎或其他原

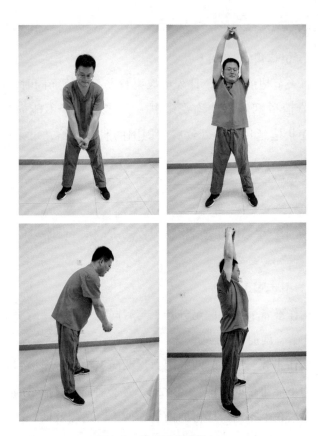

图1-5　作揖导引动作

因所引起的肩关节粘连，前屈上举活动限制者，可采用此法。

69. 反扯导引锻炼步骤及适应证有哪些

【导引步骤】

动作准备：患者取站立位，使患侧手臂放到身后，而后用健侧之手握住患侧之手。

　　动作步骤：将患侧手臂向健侧牵拉活动10次左右，在牵拉活动时，肩部有疼痛感，以患者能忍受为宜（图1-6）。一般牵拉活动10次左右。每天锻炼2～3次。

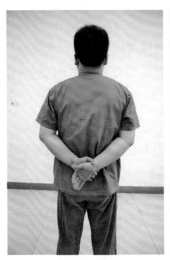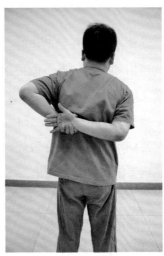

图1-6　反扯导引动作

【导引作用】

　　可使肩髃筋放松，肩关节粘连松解，并可使臂部的肌肉得到松弛。

【适应范围】

　　肩周炎、肩关节骨折或脱位后关节活动限制，尤其是（旋后活动）明显限制的必须采用此法。

70. 横平抬臂导引锻炼步骤及适应证有哪些

【导引动作】

动作准备：患者两足分开（与肩同宽）站立，两手臂下垂限制。

动作准备：开始动作时，两臂保持平衡，再逐步外展上抬，当抬到极度位置不能再抬时，即放下。放下的同时作两手交叉内收。

横平抬臂的速度和强度，可以按不同病情来掌握。如肩部疼痛活动受限，在锻炼时用力不能过猛。如肩臂肌肉萎缩，则要求握拳重力横抬（图1-7）。

抬起放下作为1节。轻症：10～12节。重症：5～10节，然后再逐渐增加。每天2～3次锻炼。

【导引作用】

伸展舒骨肌，后肩棱筋（相当于冈下肌）及两腋窝弦筋（相当于胸大肌和背阔肌），分化其筋膜粘连，畅通其气血。

【适应范围】

凡肩关节脱位或肩胛部外伤；或甩物不慎肩部扭伤，重点在肩髃筋粘连收缩，轻者疼痛，重者肌肉萎缩，甚者引起全臂麻木怕冷。肩部前屈后伸可以活动，但横抬无力，可用此法辅助治疗。

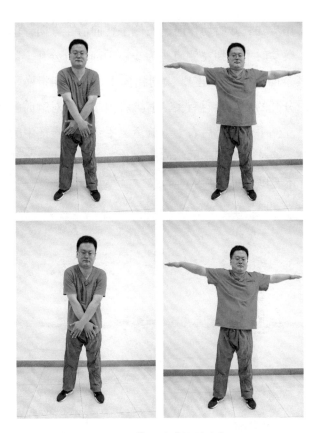

图1-7　横平抬臂导引动作

71. 云摆导引锻炼步骤及适应证有哪些

【导引步骤】

动作准备：患者取站立位，两足分开（比两肩要稍宽），两手臂下垂。

动作步骤：开始动作时，右侧手臂向前左方向，作内收摆动，摆动时手碰到左侧肩头为止。手部虎口分开（即大拇指与其余四指分为两组），大拇指向下，其余四指横平，到止点时分开的虎口紧对肩头。肘尖腰内收到紧对胸前的正中位同时左侧手臂向身后右上方旋后，手背旋至腰部中间附贴于腰部。锻炼时两侧手臂须同时操作，前后呼应。颈部肩部放松，不要屏气（图1-8）。

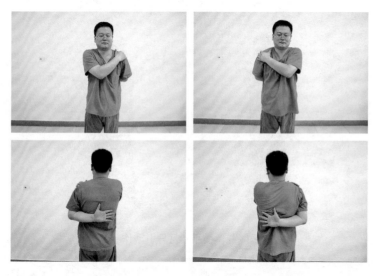

图1-8　云摆导引动作

症状轻者，左右云摆后作为1节，一般10～20节。症状较重者，可先锻炼3～5节，以后再逐渐增加。每天2～3次锻炼。

【导引作用】

可伸展胸锁肌筋（相当于胸锁乳突肌）。摩擦菱形肌。

滑润肩胛肌（相当于肩胛下肌）和肩胛横肌筋（相当于斜方肌、冈上肌等）。使手的三阴、三阳经络舒畅，引血来经，从而使血容筋，筋能束骨的功效。

【适应范围】

肩部、背部与胸部的肌筋损伤。局部股与关节损伤的后期，形成肌筋的收缩，胸锁肌筋牵制，肩胛横肌筋，咸叉肌的扩张或粘连，肩壁部疼痛，活动受到不同限制等症。

72. 肩袖损伤经治疗康复之后如何进行有效保护呢

（1）平时要注意安全，防止肩关节及其组织因意外伤害而发生损伤和侵害。

（2）睡觉时被子没盖好容易着凉，夜晚尤其要注意肩部保暖。

（3）在做锻炼前一定要进行热身运动，运动结束时要做一些整理运动，并且拉伸一下肩关节。

（4）运动时一定要关注自己的肩部有无不适的感觉，一旦有剧痛等不适的症状产生，应引起重视，及时停止运动，并及时医院就诊。

附录1 肩关节常用功能评分表（一）——疼痛——VAS评分

视觉模拟评分（VAS），主要用于肩关节疼痛的评估，在国内临床上使用较为广泛，其自评方法也较为简单，易于掌握（图1-9）。主要由受试者结合自身肩关节疼痛的情况进行评分，该评分总分为10分，0分表示无疼痛，10分表示剧烈难忍的疼痛。受试者得分越高，说明疼痛越严重。

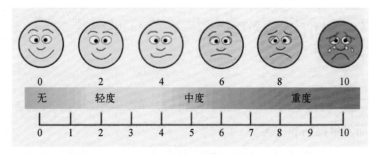

图1-9　视觉模拟评分（VAS）

附录2 肩关节常用功能评分表（二）——美国肩肘关节外科肩关节评分（患者自评部分）

本评分是美国肩肘外科学会采用的评分标准，这个评分标准分为两个部分：患者的自我评价部分和医生的体检部分（表1-1）。自我评价部分主要由患者自己完成，总得分需要通过运用公式进行计算：（10－疼痛评分）× 5 +（5/3）× 日常活动评分。总得分越高表示受试者的肩关节功能越好。其中，疼痛评分采用VAS评估，日常活动评分主要是对受试者活动能力的难易程度进行评分，"不能"得0分，"非常困难"得1分，"有些困难"得2分，"不困难"得3分。

表1-1　美国肩肘关节外科肩关节评分表

请在下表中圈出您的活动能力：0=不能；1=非常困难；2=有些困难；3=不困难

活　动	右臂	左臂
1. 穿衣服	0123	0123
2. 侧卧位睡觉时疼痛侧或有影响侧	0123	0123
3. 清洗背部／系胸罩	0123	0123
4. 用厕纸	0123	0123
5. 梳头	0123	0123
6. 把手伸到高的架子上	0123	0123
7. 水平举起5 kg重物过肩	0123	0123
8. 用手投球	0123	0123
做日常工作-请列出：	0123	0123
做日常运动-请列出：	0123	0123

附录 3 肩关节常用功能评分表（三）——洛杉矶加利福尼亚大学评分

　　该评分总分为35分，共分为五部分，其中疼痛10分，功能10分，主动前屈活动度5分，前屈力量测试5分，患者满意度5分。受试者主动前屈活动度的评估可以参照表1-2。受试者总得分越高表示受试者的肩关节功能越好。此外，根据受试者总得分情况的不同，可以分为4个等级：优（34～35分）、良（28～33分）、可（21～27分）、差（0～20分）。

表1-2　洛杉矶加利福尼亚大学评分表

第一部分　疼痛	第二部分　功能
总是存在并且难以忍受；频繁服用强效止痛药	不能使用上肢
总是存在但可以忍受；偶尔服用强效止痛药	只能轻微活动
在休息时无或轻微的，轻微活动时总是存在；频繁使用水杨酸药物	能够做轻的家务或大多数日常生活活动
只有在较重的或特定活动时总是存在；偶尔不用水杨酸药物	大多数家务，购物，和尽可能驾驶；能够整理头发和衣服，脱衣服包括系胸罩
偶尔和轻微	轻微的限制；能够从事超过肩关节的工作
无	正常活动

第三部分　向前方活动的角度	第四部分　前屈力量（用手对抗肌肉测试）
150°	5级（正常）
120°～150°	4级（好）
90°～120°	3级（中）
45°～90°	2级（差）
30°～45°	1级（肌肉收缩）
<30°	0级（无肌肉收缩）
第五部分　患者补充	
满意的和更好的	
不满意的和更坏的	

附录4　肩关节常用功能评分表（四）——简易肩关节评分

该评分由12个问题组成，主要包括疼痛，疾病对休息、日常工作的影响（表1-3）。患者只需要选择"是"或"否"。"是"得1分，"否"得0分，总分为12分，分数越高，表示肩关节功能越好。

表1-3 简易肩关节评分

日期:		
姓名:		
性别:		
年龄:		
惯用手:		
1. 在休息的时候,你的肩膀是否感到舒服?	是□	否□
2. 肩部不适是否影响你睡眠?	是□	否□
3. 你是否能用手在背后塞衬衫?	是□	否□
4. 你能否把手放在头后面?	是□	否□
5. 你是否能伸直肘关节,在肩关节高度的隔板上取物品?	是□	否□
6. 你能否提500 g的物品至肩部,而不屈肘关节?	是□	否□
7. 你能否举4 kg的物品过头,而不屈肘关节?	是□	否□
8. 你的患肩能不能提10 kg的物品?	是□	否□
9. 你能否用患肩扔球,并有10 m远?	是□	否□
10. 你能否用患肩扔球,达到20 m远?	是□	否□
11. 你能不能用患肩洗对侧背部?	是□	否□
12. 你的患肩能不能适应全天的工作?	是□	否□

附录5 肩关节常用功能评分表（五）——Constant-Murley评分

该评分系统为欧洲肩关节协会的评分系统，满分为100分，分别由疼痛（15分）、肌力（25分）、功能活动（20分）及肩关节活动度（40分）四个部分组成（表1-4）。其中，客观评价指标包括肩关节活动度和肌力（计65分），主观评价指标包括疼痛和功能活动（计35分）。分数越高表示肩关节功能越好。

表1-4 Constant-Murley 肩关节功能评分

疼痛	15
无疼痛感	15
轻微疼痛	10
中度疼痛	5
严重疼痛	0
日常生活活动	20
活 动 水 平	
能正常工作	4
完全正常娱乐和运动	4
正常睡觉	2
活动可达位置	

续　表

可触及腰部	2
可触及胸骨剑突	4
可触及颈部	6
可到达头	8
可超过头顶	10
肩关节活动度	40
前 屈 评 分	
0°～30°	0
31°～60°	2
61°～90°	4
91°～120°	6
121°～150°	8
151°～180°	10
外 展 评 分	
0°～30°	0
31°～60°	2
61°～90°	4
91°～120°	6
121°～150°	8

151°～180°	10
外 旋 评 分	
肘关节向前时能够将手置于脑后	2
肘关节向后时能够将手置于脑后	2
肘关节向前时能够将手举至头顶	2
肘关节向后时能够将手举至头顶	2
能够完全将手举至头顶	2
内 旋 评 分	
手在背后可触及大腿外侧	0
手在背后可触及臀部	2
手在背后可触及腰骶关节	4
手在背后可触及腰部（于第三腰椎水平）	6
手在背后可触及第十二胸椎水平	8
手在背后可触及肩胛骨	10
肌力	25
正常：能提起大于或等于 11.34 kg 重的物体	25
最小：提起小于 1 磅重的物体	0

一 肩关节篇

二

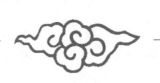

膝关节篇

73. 怎样认识膝关节

膝关节是人体最大、结构组成和功能最复杂的滑膜关节，由骨、关节软骨、软组织（交叉韧带、半月板等）、关节腔内的滑液、关节囊以及关节外的韧带加固而形成。膝关节由股骨外髁和胫骨外髁形成外侧胫股关节、股骨内髁和胫骨内髁形成内侧胫股关节、髌骨关节面与股骨滑车形成的髌骨关节三部分组成（图2-1）。

膝关节主要运动功能为屈伸运动，膝关节屈伸运动是滚动与滑动的组合。正常情况下围绕瞬时中心发生屈伸运动时，初期为滚动运动，逐渐变为滑动运动，当伸膝关节至20°再到0°时股骨开始发生内旋，当完全伸直时旋转终止，完成锁扣动作。此时，膝关节最稳定。膝关节屈膝30°时可

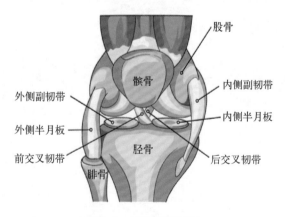

图2-1　膝关节解剖图

有少许内收与外展动作。因此，正常关节内结构是保证膝关节正常运动功能的解剖基础。膝关节任何主要结构的损伤均将影响其运动功能。

1）膝关节滑液囊

膝关节滑囊主要为髌上囊，是膝关节最大的滑囊。该滑囊广泛与关节腔相通，可视为膝关节滑膜腔的一部分。髌上囊位于髌骨底上方、股四头肌腱与股骨之间，两侧与股内、外侧肌相贴，后方滑膜覆于股骨髁前方。膝肌位于髌上囊上方（关节囊外），具有向上牵拉髌上囊的作用。膝关节滑膜病变亦主要表现在该处；因间隙较大，游离体常在该区域出没；膝关节粘连时髌上囊腔内有粘连带并可因粘连等因素缩小甚至完全关闭，镜下松解粘连时要对髌上囊进行充分松解。

2）关节软骨

正常膝关节软骨为透明软骨，呈浅蓝色，半透明，光滑而有光泽。软骨本身没有血管和神经，其营养从软骨膜内的毛细血管和关节腔的滑液中得到。关节软骨由软骨细胞和软骨基质组成。关节软骨在运动中传递负载并提供平润向耐磨的承受面。关节软骨为黏弹性材料组成，具有低摩擦、高弹性、高渗透性等特性，具有传导载荷、吸收震荡、润滑、低磨损等作用。

3）交叉韧带

膝关节交叉韧带包括前交叉韧带和后交叉韧带。前交叉韧带是膝关节主要的静力稳定结构，其基本作用是防止胫骨前移，对阻止胫骨内旋也有特殊作用。后交叉韧带是膝关节屈曲及旋转运动的主要稳定者，并起旋转轴的作用。前交叉韧带与后交叉韧带共同作用，保持胫股关节的正常运动。

4）侧副韧带

膝关节侧副韧带包括内侧韧带和外侧韧带。内侧副韧带主要作用就是对抗膝关节的外翻应力及胫骨外旋，外侧副韧带主要作用是外侧加固（膝关节抵抗内翻应力的主要稳定结构）和限制膝关节过伸。

74. 日常运动中如何保护膝关节

膝关节是人体最大、最复杂的关节，日常生活中（比如上下楼梯、爬山、蹦跳、跑步等）不可避免地会出现膝关节周围软组织、半月板、韧带的损伤。因此，针对如何保护自己的膝关节，我们建议：① 改善运动习惯：在日常生活中应当避免长时间进行会损伤膝关节的运动，例如，上下楼梯、爬山、蹦跳、跑步等。同时在运动前应当进行充分热身，使身体可以从静止状态转换为运动状态，同时增加肌肉代谢，减少膝关节在运动中受伤的可能性；② 改善生活习惯：在日常生活中，应当注意控制体重，以免过大的体重对膝关节造成较大的负担。同时应当注意膝关节的保暖，以免由于冷风刺激出现无菌性炎症，影响身体健康以及生活质量。

75. 如何自检膝关节的活动度

取坐位，略微抬起大腿，让小腿悬空，然后让两侧膝关节同时或分别做屈伸运动，比较两侧膝关节的活动范围，并进行比较。膝关节的屈曲运动通常可以达到145°。膝关节伸直的时候，大腿和小腿通常在一条线上，有些青少年可能会出现膝关节过度伸直5°～10°的表现。膝关节向内旋转和向外旋转，一般是10°～20°（图2-2）。

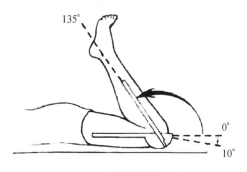

图2-2　膝关节屈伸活动角度

76. 如何知道膝关节是否受到了损伤

一般来说，你可能会感到膝关节疼痛、肿胀，尤其行走时疼痛明显，并伴有膝关节伸屈活动受限；你还可能会发现你的膝关节变得酸胀无力，并且像上下楼梯这样的日常活动也变得困难，膝关节活动度减低；外伤导致的撕裂可引起急性疼痛、肿胀、活动弹响感。出现这些症状都提示你需要去正规医院及时诊治。

77. 怎么评估膝关节有无膝盖"积水"

正常膝关节内液体不会超过5毫升，当膝关节积液超过50毫升，就会出现"浮髌征"，也就是患肢膝关节伸直，放松股四头肌，一手按在髌上囊，使关节液积聚于髌骨后方，另一手轻压髌骨，如果有髌骨浮动的感觉则为阳性，常见疾病有膝关节滑膜炎、膝关节骨关节炎、膝关节外伤等。如果浮髌征阳性，说明存在膝关节腔积液，而且积液大于50毫升。如果膝关节积液小于50毫升，只有通过磁共振或B超检查才能发现。

78. 怎么评估膝关节半月板有无损伤

半月板损伤，患者会有膝关节急性疼痛、肿胀和活动受限，甚至会出现关节内积血。急性期过后肿胀会减轻，关节功能也可能会逐渐恢复，但都能感到关节疼痛，活动时有弹响。有时在活动时突然听到咔嗒一声，关节便不能伸直，忍痛挥动几下小腿，再听到咔嗒一声，关节又可以伸直。此种现象是关节交锁，可以偶尔发生，也可以频繁发生。研磨试验也叫旋转挤压试验，可用于检查有无半月板损伤，一般研磨试验阳性提示半月板损伤或撕裂。

79. 怎么评估膝关节韧带有无损伤

主要通过检查胫骨相对于膝关节前后移动的幅度，如果胫骨向前或向后移动的幅度过大，提示有交叉韧带断裂的情况。一般向前移动过大提示前交叉韧带断裂，向后移动过大提示后交叉韧带断裂；如果内侧副韧带断裂，膝关节通常会呈过度外翻的状态；外侧副韧带断裂，一般在查体中能发现膝关节过度内翻的情况。

80. 魏氏伤科怎样检查膝关节

魏氏伤科检查膝关节秉承"轻摸皮，重摸骨，不轻不重摸筋肌"的检查纲领，注重观察患者的面容，站、坐、走的姿态，观察膝关节的外形，有无肿胀、有无"X"或"O"形腿，以手法作用于膝关节髌股关节和胫骨关节，判断有无压痛。通过一系列查体判断半月板、交叉韧带、内外副韧带等有无损伤。同时，对患侧、健侧进行比较，以轻重不同手法以及触摸方法来感知骨骼、肌肉的损伤程度。

81. 魏氏伤科如何认识膝关节骨关节炎

魏氏伤科认为，膝关节骨关节炎属中医膝痹证范畴，发病主要是因人至中年，肝肾渐衰，精血不足，骨节失养，筋脉闭阻不畅，复感风寒湿邪，经络气血闭阻，或瘀血阻滞或痰瘀凝滞骨节所致，临床多为虚实夹杂。

82. 引起膝关节疼痛常见原因有哪些

（1）膝关节骨关节炎：常见于老年人群，尤其是肥胖的老年人群，其中女性多于男性，超重负荷是致病的主要原因。患者一侧或双侧膝关节疼痛、肿胀、僵硬，有时活动关节会有摩擦音，膝部可能出现内翻畸形。

（2）半月板损伤：半月板损伤是膝关节常见的损伤之一，多发生于青壮年。在膝关节半屈时，突然内旋伸膝或外旋伸膝，就有可能引起半月板撕裂。多数患者有"扭伤"史，有膝部响声和撕裂感，随即关节肿胀疼痛，活动受限。部分患者存在"交锁"现象，膝关节突然不能伸直，但可屈曲，此时半月板嵌顿在关节面之间，不能解脱，摇摆旋转膝关节后突然弹响或弹跳后，伸膝恢复，即"解锁"。

（3）膝关节创伤性滑膜炎：膝关节滑膜是膝关节重要结构之一，滑膜细胞分泌滑液，可以保持关节软骨面的滑润，增加关节活动范围。由于外伤或过度劳损等因素损伤滑膜，会产生大量积液，使关节内压力增高，如不及时消除，则很容易引起关节粘连，影响正常活动。患者膝关节肿胀明显，局部皮肤温度高，主动伸膝、被动伸膝疼痛明显，滑膜有摩擦发涩的声响。

（4）脂肪垫劳损：脂肪垫充填于膝关节前部的间隙，在膝关节活动中起到衬垫、润滑和缓冲关节软骨面摩擦的作用。脂肪垫劳损的发病原因可能是由于外伤或者是长期摩擦引起脂肪垫充血、肥厚并发生炎症，与髌韧带发生粘连，从而使膝关节活动受限。这种损伤多发生于经常步行、登山或者蹲起运动较频繁的30岁以上人群。患者多有下蹲痛或上下楼梯痛，尤以下楼疼痛明显。

（5）膝关节韧带损伤：膝关节有内侧副韧带、外侧副韧带、前交叉韧带、后交叉韧带，其中内侧副韧带最为重要，损伤亦占大多数。在膝外翻或内翻暴力时，内侧或外侧副韧带损伤。这种损伤，有明确的外伤史，膝关节周围肿胀、疼痛、压痛，膝关节活动受限，伴有跛行。

膝关节痛的原因很复杂，除上述原因外，还有风湿性关节炎，痛风性关节炎，感染性关节炎，行走姿势不良，体型肥胖者等原因。平时要养成良好的生活习惯和健康的运动锻炼方式，当出现膝关节疼痛时，则应到正规医院进行规范诊疗。此外若想拥有好膝关节，还要积极预防，避免不必要的损伤，增强自身体质，延缓膝关节的衰老。

83. 什么是膝关节骨关节炎

膝关节骨关节炎（KOA）是指由于膝关节软骨变性、骨质增生而引起的一种慢性骨关节疾患，又称为膝关节增生性关节炎、退行性关节炎及骨性关节病等。本病多发生于中老年人，也可发生于青年人，女性多于男性；可单侧发病，也可双侧发病。

世界卫生组织（WHO）统计：骨性关节病是中老年人群中最常见的关节疾病，大于60岁的中老年人群中，患病率为50%，大于75岁的中老年人群中，患病率高达80%；病理特点为局灶性关节软骨的退行性变，软骨骨质变密（硬化），边缘性骨软骨骨赘形成和关节畸形。

84. 什么是半月板损伤

膝关节半月板损伤是指一次性暴力外伤或在自然老化基础上轻微外力所致半月板的完整性和连续性受到破坏，主要表现为疼痛、关节交锁和损伤部位压痛。

85. 什么是侧副韧带损伤

侧副韧带损伤是指由于外伤包括直接暴力或间接暴力导致膝关节内侧、外侧副韧带的损伤，主要表现为膝关节疼痛、肿胀、屈伸不利等症状。

86. 有多少人患膝骨关节炎

膝骨关节炎呈世界性分布，是最常见的关节炎。在中国，骨关节炎的总患病率约为8.3%，40岁人群的患病率为10%，60岁以上达50%，75岁以上达80%，且随着社会人口逐渐步入老龄化，中国的膝骨关节炎患者数量呈逐年上升趋势。

87. 影响膝关节骨关节炎发病率的因素有哪些

（1）人种：白人妇女手关节炎常见；南非黑人、印度东部及中国人髋的骨关节炎比欧洲人和美国人低；美国印第安人的骨关节炎比一般人的发病率高。

（2）年龄：根据相关的研究及报告，对于原发性骨关节炎，一般来说，年龄越大（>50岁），发病率越高。

（3）职业：职业姿势和劳动强度是膝关节骨关节炎的危险因素。相关研究表明，长期从事屈膝、负重的工作更容易导致膝关节骨性关节炎的发生。这可能是由于膝关节长期、持久的负重，造成膝关节表面软骨的代谢异常，引起膝关节的磨损，从而导致膝关节骨性关节炎的发生。

（4）性别：50岁以后女性患者明显多于男性。

（5）肥胖：有研究称肥胖患者的骨关节炎发病率为12%～43%；37岁时超重20%的男性，骨关节炎的发生率增加1.5倍，而已婚女性则增加2.1倍。

（6）地域：中国的北方比南方的发病率明显高，分析原因与低糖饮食有关。

（7）其他的因素：如遗传等。

88. 膝关节骨关节炎有哪些临床症状

（1）关节疼痛及压痛。多数患者就诊的主要原因，关节局部有压痛，在伴有关节肿胀时尤为明显。

（2）关节僵硬。在早晨起床时关节僵硬、有发紧感，常称为晨僵，活动后可缓解。

（3）关节肿胀。当骨关节炎合并有急性滑膜炎发作会出现关节肿胀。

（4）关节畸形。见于病程较长、关节损害、骨赘增生较严重的患者。

89. 半月板损伤有哪些临床症状

（1）疼痛。常在关节间隙位置上有较固定的疼痛点，活动膝关节或可引出弹响并伴疼痛，或有打软腿，或有过伸痛或过屈痛。

（2）交锁。少数患者于活动时发生屈伸受限经按摩或旋转、摇摆关节后方能恢复关节活动，称为关节交锁。可见股四头肌萎缩，以股内侧肌明显。

（3）压痛部位。压痛的部位一般为病变部位，对半月板损伤的诊断及确定其损伤部位均有重要意义。检查时，将膝置于半屈曲位，在膝关节内侧和外侧间隙，沿胫骨髁的上缘（即半月板的边缘部），用拇指由前往后逐点按压，在半月板损伤处有固定压痛。如按压同时，将膝被动屈伸或内外旋转小腿，疼痛更为显著，有时还可触及异常活动的半月板。

90. 侧副韧带损伤有哪些症状

（1）膝关节内侧副韧带损伤：常有膝关节内侧疼痛、肿胀、小腿外翻时加重；如小部分撕裂，则疼痛、肿胀、瘀斑和功能受限不明显；而完全断裂则可见膝关节内侧肿痛、瘀斑明显，外翻疼痛伴膝关节失稳，关节功能受限严重。

（2）膝关节外侧副韧带损伤：常发生于止点处，多伴有腓骨小头撕脱骨折。膝外侧局限性疼痛明显，局部可有肿胀、压痛，关节功能受限。

91. 膝关节骨关节炎有哪些特异性标记物

一般来说，合并有滑膜炎的患者可出现C反应蛋白（CRP）和红细胞沉降率（ESR）的轻度升高；继发性骨关节炎患者可出现原发病的实验室检查结果异常；同时，滑液检查可发生量增多、蛋白质增多，乳酸脱氢酶增多、白细胞计数≤$8×10^9$/L（以淋巴细胞为主）、胶原酶、前列腺素、白细胞介素-1增加等。

92. 膝关节痛需要做常规X线片检查吗

一般年龄大于等于40岁以上骨关节痛患者应常规行X线片检查，观察有无关节间隙变窄、软骨下骨硬化和（或）囊性病变、关节边缘增生和骨赘形成、部分关节内可见游离体或关节变形等。

93. 膝关节痛除了常规X线片检查还有其他选择吗

除了X线片检查，骨关节炎的影像学检查还有其他的选择：

（1）磁共振成像检查：磁共振成像对软组织分辨率高，

可任意面成像及多参数、多序列成像；可直接显示软骨，多面成像克服了CT检查脊柱只能轴面扫描的缺陷，一次可以检查多个节段。无创伤性，可重复性好，在早期骨关节炎的影像学检查方法中最有前途。对关节软骨周围的显示远远优于其他方法。随着新序列不断出现和改进，硬件快速进展，磁共振成像在诊断骨关节炎上还有很大潜力。

（2）关节镜：评价关节软骨受损的金标准。可以直接观察透明软骨的肿胀、糜烂、溃疡和半月板的变化，确定滑膜炎症部位，同时可根据软骨退变情况、滑膜增生程度及关节活动受限的原因决定关节镜下手术清理的范围。但不能显示软骨深层改变和软骨下骨质改变，最大缺点是有创伤性，不能常规用于诊断骨关节炎。

（3）超声检查：高频超声能反映膝关节骨关节炎最早的病理改变，能反映出软骨局灶性变薄和缺损，声像图表现为软骨低回声带部分变薄和消失，在这些病灶区域还可见到软骨下骨的回声增强，可能提示软骨下骨的象牙样硬化和软骨缺损，在骨关节炎早期诊断中有重要价值。

（4）CT关节造影：将关节囊内注射空气或非离子造影剂后再扫描，称为CT关节造影。空气或非离子型造影剂与软骨形成良好对比，而透明软骨下骨质与软骨边缘形成良好对比，因此可以显示软骨损伤，厚度和关节内游离体。显示关节软骨改变比普通磁共振成像、平片及关节造影敏感，与磁共振成像关节造影相仿。不过因创伤性穿刺，临床应用受到限制，这种检查与磁共振成像关节造影一样，适合一些大关节，如髋关节、膝关节和肩关节等的检查。

94. 膝关节骨关节炎如何分型

膝骨关节炎可分为原发性和继发性两类。

（1）原发性骨关节炎：大多发生于中老年，女多于男。无明确的全身或局部诱因，与遗传和体质因素有一定的关系。

（2）继发性骨关节炎：可发生于青壮年，常侵犯个别关节，以上下肢关节多见，多继发于创伤、炎症、关节不稳定、慢性反复的积累性劳损或先天性疾病等。

95. 软骨损伤不可逆，膝关节磨损严重能否治

膝骨关节炎是指由多种因素引起关节软骨纤维化、皲裂、溃疡、脱失而导致的以关节疼痛为主要症状的退行性疾病。现代医学认为，关节软骨退变是骨关节炎发病的重要病理基础。膝关节核磁共振检查结果只是为膝骨关节炎的诊断提供参考依据，而并不是膝关节炎转归的最终决定因素。首先，临床上发现，磁共振发现关节软骨磨损非常严重，但患者却症状非常轻微，甚至基本没有症状的人不在少数。所以，磁共振检查结果与患者膝关节症状之间没有必然的一致

性。另外，长期临床实践表明，即使软骨磨损很明显，大部分膝关节炎患者经过针灸、推拿、药物内服和外用、功能锻炼等治疗，最后都能缓解症状。

96. 膝骨关节炎的诊断标准是什么

（1）近1个月内反复膝关节疼痛。

（2）X线片（站立或负重位）示关节间隙变窄、软骨下骨硬化和（或）囊性病变、关节缘骨赘形成。

（3）关节液（至少2次）清亮、黏稠。

（4）中老年患者（≥40岁）。

（5）晨僵≤30分钟。

（6）活动时有骨摩擦音（感）。

其中符合（1）+（2）条或（1）+（3）+（5）+（6）条或（1）+（4）+（5）+（6）条，可诊断为膝关节骨关节炎。

97. 半月板损伤是如何分级的

半月板损伤一般是根据损伤程度来分级，一般分为三级：一级症状最轻，一般为正常的退变；二级的半月板上有明显的损伤痕迹，但还没有贯穿半月板，还没有到撕裂的地步，可能会引起膝关节的疼痛、酸痛等；完全贯通、完全撕裂，属于三级，此时可直接损伤到关节面，出现明显的损伤，在关节中形成游离骨，从而影响膝关节的正常活动，并出现明显的疼痛。

98. 如何鉴别内侧副韧带损伤和外侧副韧带损伤

膝关节内侧副韧带损伤常有膝关节内侧疼痛、肿胀、小腿外翻后加重，如小部分撕裂，则疼痛、肿胀、瘀斑和功能受限不明显。而完全撕裂，则看见膝关节内侧胀痛，瘀斑明显，外侧疼痛伴膝关节失稳，关节功能受限严重。

膝关节外侧副韧带损伤常发生于腓骨小头撕脱骨折，膝关节外侧局限性疼痛明显，局部可有肿胀、压痛关节功能受限。

99. 什么是膝关节滑膜炎

膝关节滑膜炎是临床常见的骨科疾病，是指急性创伤或慢性劳损等刺激引起滑膜损伤、破裂以致功能异常，进而导致关节液无法正常生成和吸收，造成膝关节腔内积血或积液的一种非感染性炎症反应。膝关节滑膜病变是膝关节骨关节炎发生的重要因素，常作为膝关节骨关节炎防治的信号。研究表明，滑膜炎或积液中的炎症是膝关节骨关节炎引起疼痛的主要原因。

100. 膝关节骨关节炎治疗原则是什么

膝关节骨关节炎的治疗目的是缓解疼痛、延缓疾病进展、矫正畸形、改善或恢复关节功能、提高患者生活质量。治疗原则我们主张根据患者病情进行辨证分期、个性化治疗，总体分为物理治疗、药物治疗及手术治疗。

101. 如果膝关节半月板已经受伤，能自愈吗

对于较轻的半月板损伤撕裂，尤其是在膝关节磁共振检查提示撕裂位于半月板边缘且较轻时，通过合理的保守治疗，经过一段时间的休息，是可以恢复的。但大多数半月板损伤撕裂是难以自愈的，仅通过保守治疗可以减轻半月板损伤撕裂的症状。然而，由于半月板的结构原因，其血供较差，尤其是半月板的白区，损伤后无法通过滋养血管提供足够的营养物质恢复。另外，由于膝关节是人体的负重关节，人在行走、跑跳时均需要由膝关节进行支撑活动，因此会对半月板持续造成损伤，影响其愈合。

102. 半月板损伤如何治疗

早期诊治，可减少其反复损伤，是治疗的关键。急性损伤后，患肢冰敷止血、制动、对症治疗，并尽快进行磁共振成像检查确诊。我们主张根据患者病情结合磁共振成像检查资料进行个性化分期治疗，总体分为康复及固定、药物治疗、物理治疗及手术治疗。

103. 侧副韧带损伤如何治疗

针对膝关节侧副韧带损伤，我们主张视不同损伤选择相应的治疗方法，对于Ⅰ度、Ⅱ度损伤者，应早期支架制动或石膏托固定3周，结合药物治疗及功能锻炼。对于Ⅲ度损伤者，建议手术治疗。同时，关节镜探查关节内是否合并损伤，同时探查是否合并腓总神经损伤。

104. 膝关节骨关节炎患者可选择哪些物理治疗

常规推荐可选择的物理治疗包括理疗、定向透药、冲击波等治疗，一般根据病情具体程度，可选用2～3种物理综合治疗。

105. 膝关节骨关节炎可以使用关节腔内药物注射治疗吗

可以，主要药物是玻璃酸钠（又名透明质酸钠），玻璃酸钠是关节液的主要成分之一，在关节腔内起润滑作用，减少组织间的磨损，保护关节软骨，增加关节活动度，改善病理性关节液的作用。每周1次，每次1支，5周为1个疗程。

106. 膝关节骨关节炎患者如何选择手术治疗

对于保守治疗无效的严重骨关节炎患者，日常活动受限时，可按需行手术治疗，手术方式主要通过关节镜（内镜）和开放手术。手术方法主要有：① 游离体摘除术；② 关节清理术；③ 人工关节置换术。

107. 膝盖受伤或疼痛，应该什么时候去看医生

如果你的膝盖受伤了或者存在慢性疼痛，最好求助于骨伤科医生，他可以根据你的临床症状、体征和辅助检查（膝关节磁共振成像、X线片）等为你做出诊断，并做出准确的诊断和恰当的治疗，尽早诊断和治疗可以帮你快速缓

解膝盖疼痛。

108. 膝关节骨关节炎可以选用中药热敷疗 法吗

可以。热敷疗法在中医治疗软组织损伤疾病的治疗中占有重要的位置，具有扩张血管、改善局部血液循环、促进局部代谢的作用。

魏氏伤科特色外用药蒸敷方是我们特色外用药之一，局部外敷可显著缓解膝关节痛患者局部疼痛及功能活动障碍（图2-3）。在使用前，先放入锅中蒸30分钟，然后拿出起初湿毛巾外包隔热敷患处，待药包温度适中时，可将药包直接敷于患处。每次治疗时间为20～30分钟，每天1～2次。中药热敷疗法在使用时要注意掌握温度，以免烫伤。

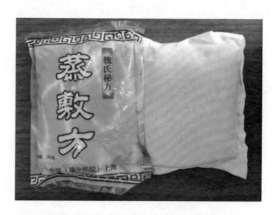

图2-3 魏氏伤科特色外用药蒸敷方

109. 膝关节骨关节炎采用推拿和针灸治疗有效吗

有效，推拿和针灸是治疗膝骨关节炎的重要方法，长期临床实践及研究表明，其能有效减轻膝关节疼痛、改善膝关节功能。诸多研究表明，推拿和针灸均能有效提高膝骨关节炎患者的生存质量。动物实验研究也表明，针灸和推拿能加速膝关节局部血液流速，改善关节局部的血液循环，从而促进关节周围炎症物质的吸收，降低骨内压，同时可促进滑液向关节软骨浸透和扩散，改善关节软骨营养代谢，促进软骨再生修复。

110. 哪些锻炼方法有助于膝关节骨关节炎的恢复

一般以轻微的肌肉活动为主，包括肌力训练和关节活动度训练。当患者关节发炎、肿胀时，为了避免关节挛缩，可以使用主动辅助性运动。

（1）股四头肌等长收缩功能锻炼：直腿抬高（约30°），用力将腿伸直，尽可能坚持，双腿交替进行。每次15～20分钟，每天3～5次。

（2）提踵训练：扶墙站立，脚跟抬起，脚尖站立，坚持20～30秒，双腿交替进行。每次10～15分钟，每天3～5次。

（3）抱膝锻炼：仰卧位，将一侧膝关节屈曲，尽量贴向胸部，用双手将膝关节固定15～30秒，然后逐渐伸直，两腿交替进行，重复进行30～50次，每天3次。

（4）坐位伸膝：坐在椅子上，逐渐将一条腿的膝关节伸直，并保持直腿姿势，双腿交替进行。重复练习30～50次，每天3次。

（5）跪压法：跪坐床上，自行向后跪压以增加屈膝角度，感觉小腿稍有麻胀感为止。每次1～3分钟，每天60次。

111. 功能锻炼有哪些需要特别注意的地方

由于患者运动时可以控制自己的关节，比较不会引起肌肉痉挛，对关节亦较无伤害。应鼓励患者循序渐进的开展功能锻炼，如在运动后疼痛症状加重，就意味着运动过度，在下次治疗时必须减少运动强度。

112. 膝关节骨关节炎患者日常生活有哪些需要注意的事项

首先，要减轻关节的负担，具体措施如下：① 减肥：改变不良的饮食时间及饮食习惯，防止骨质疏松；② 避免引起疼痛的动作，如上下楼梯、爬山、长时间行走，可骑自行车运动；③注意关节的保暖，使血循正常，防止疼痛，如药物护膝。

其次，要增强膝关节周围肌肉力量，肌力的增强能防止膝关节破坏，增加膝关节的稳定性。

再则，需要锻炼以保持膝关节的活动性，最大限度地伸展和屈曲膝关节，从而保持膝关节功能。

113. 膝关节骨关节炎患者适合什么样的运动方式

对于膝骨关节炎患者，节屈伸活动时产生的负荷要数倍于平地行走时对关节的负荷，不适合进行负重大、带有冲击性的运动。例如，爬山、上下楼梯、蹲起的活动并不适合骨性关节炎患者。而对于脊柱，坐位或弯腰提重物等产生的压力通常是直立的2倍左右，因此在运动时也要适当地减少这些动作。

对于骨性关节炎患者而言，一个合适的运动方式包括以下这些要素：不过度增加关节负荷，能够起到增加肌肉力量、消耗热量的作用，保持关节的活动范围，便于坚持。平地跑步、行走、游泳、自行车、体操等锻炼较为适合骨性关节炎患者。

114. 膝关节周围有骨刺，需要手术磨掉吗，这样能治好吗

老百姓说的骨刺，在医学术语中称为"骨赘"，因为"刺"容易让人和疼痛联系起来，而"赘"则只是在正常基础上显得多余。其实，骨赘是人的机体对于应力、磨损、炎症等的一种反应，或者说适应。通过这种适应，可以稳定局部环境，维持机体的功能。因此，可以说骨赘是一种正常的代偿反应，并非多余。

骨赘是医生诊断骨关节炎的一个依据，但并非是患者引起局部疼痛的真正原因。如果骨赘对局部的软组织有顶压等刺激，才会引起局部疼痛症状，但这种情况几乎极少发生。多数骨赘并非想象中是尖的，而且它并不引起疼痛症状。

疼痛是由于关节内存在炎症，并非存在骨赘。所以单纯去掉骨赘并不能解决关节的疼痛问题，也不能解决关节炎问题。希望大家不要在轻信那些声称可以"消除骨刺"的药物或者可以"切除骨刺"手术。

115. 膝关节骨关节炎的治疗有哪些

（1）非手术治疗。① 理疗：微波针灸红外线、热敷等；② 药物：非甾体抗炎止痛药、氨糖等；③ 注射疗法：关节

腔注射透明质酸钠或糖皮质激素；④ 中医中药治疗：中药内服、手法、导引、针灸、中药热腌包、膏药等。

（2）手术治疗。① 膝关节镜下探查并清理术：此术是用于诊断治疗膝关节疾病比较安全实用的新技术，使患者痛苦小、并发症少，具有恢复快、疗效显著等特点；② 膝关节周围截骨术：改变力线；③ 膝关节置换：人工膝关节置换术是通过手术将病损的膝关节部分或全部由人工制造的关节部件所代替，是将已磨损破坏的关节面切除，如同装牙套一般，植入人工关节，使其恢复正常平滑的关节面。

116. 魏氏伤科治疗膝关节骨关节炎有什么特色疗法

魏氏伤科治疗膝关节骨关节炎具有丰富的经验，并逐渐形成独具特色的治疗方式。具体来讲，临证主张中药内服外用、手法、导引相结合，针对不同分期的膝关节骨关节炎患者，用药主张中药内服、外洗，治疗注重手法，康复尤重导引，临床运用取得了良好的疗效。

117. 什么叫导引锻炼

导引锻炼是中医骨伤科的重要治疗方法之一。所谓"导引"亦作"道引"，其含义是导气令和、引体令柔，即指利用呼吸吐纳，疏通气血及通过肢体引申动作使肢体柔韧灵活。故导引是指配合呼吸吐纳的肢体主动运动或各自运动的治病、康复及保健方法。

118. 导引锻炼对膝关节痛患者有什么效果

导引锻炼是来源于中医传统锻炼方法，可维持或改善关节活动范围，增强肌力，提高关节稳定性，改善关节功能。具体锻炼需要以患者身体能够耐受，不引起局部关节疼痛、肿胀为限。

119. 魏氏伤科针对膝关节痛患者有哪些导引锻炼招式

魏氏伤科针对膝关节痛患者主要有以下导引锻炼招式：扣膝导引、加压扣膝导引、蹲膝导引、屈膝导引、动膝导引。

120. 扣膝导引锻炼步骤及适应证有哪些

【导引步骤】

动作准备：分为坐位式与卧位式两种：坐位式：坐于长

凳上，膝关节以下置于凳外。卧位式：仰卧于床上，膝关节以下置于床沿外。

动作步骤：依靠下肢力量，使膝关节不断作伸屈动作，在膝关节伸直至最大角度时，勾足背，使足背尽可能背伸，停留2～3秒，然后放松，再使膝关节屈曲至最大角度。一伸一屈作为一节。一般30～50节。一侧有病练一侧，两侧同病练两侧（图2-4）。

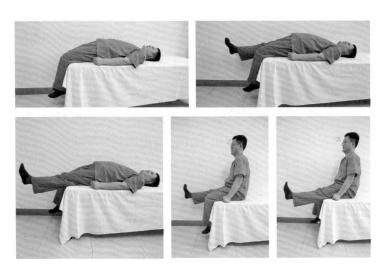

图2-4　扣膝导引动作

【导引作用】

舒筋活血化瘀，润滑与松弛筋膜，灵活膝关节，增强膝关节周围筋肌力量。

【适应范围】

膝关节损伤或退变后，筋膜粘连，屈膝活动限制，或膝部无力、膝周筋肌萎缩等症。

121. 加压扣膝导引锻炼步骤及适应证有哪些

【导引步骤】

动作准备：常规扣膝导引基础上足背上置0.5～2.5千克沙袋，先从0.5千克沙袋开始，逐渐加重。

动作步骤：依靠下肢力量，使膝关节不断作伸屈动作但以屈曲动作为主。一伸一屈作为1节。一般30～50节，一侧有病练一侧，两侧同病练两侧。

在常规扣膝导引基础上，健侧足跟置于患侧足背上，适当健侧足用力作用于患侧足背上，在患侧屈伸腿动作中予适当加压，以患侧感阻力，能忍受为度（图2-5）。

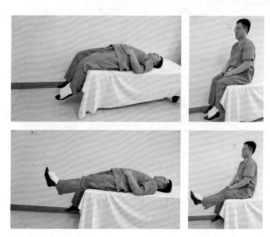

图2-5　加压扣膝导引动作

【导引作用】

舒筋活血化瘀，润滑与松弛筋膜，灵活膝关节，增强膝关节周围筋肌力量。

【适应范围】

膝关节损伤或退变后，筋膜粘连，屈膝活动限制等症。

122. 蹲膝导引锻炼步骤及适应证有哪些

【导引步骤】

动作准备：两足分开（与肩同宽）站立于墙前，足跟距离墙根约一足的长度，身体的头部于背部可贴靠墙壁。

动作步骤：背部贴墙徐徐蹲下，两手附于两膝上，自然呼吸10次左右，再慢慢站起在锻炼时可能有气逆或两膝酸软沉重的现象，这是正常反应，可继续锻炼（图2-6）。

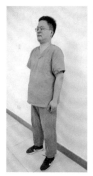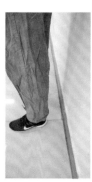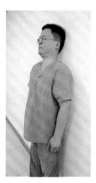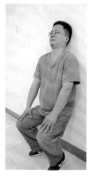

图2-6 蹲膝导引动作

一般下蹲5次左右，每天2～3次锻炼。

【导引作用】

疏通经络，强健肌肉，运通气血。

【适应范围】

两膝退化，或风寒外邪侵入经络，或伤后膝髌筋驰，行走时膝关节无力，或伴有响声，不能持久站立。

123. 屈膝导引锻炼步骤及适应证有哪些

【导引步骤】

动作准备：俯卧于床上，双下肢放松。

动作步骤：依靠下肢力量，使膝关节做屈曲动作，屈曲角度嘱患者尽可能屈曲至最大角度，也可让一助手在足部行后拉动作，施以一定阻力，以患者能忍受为度，然后助手放松，患膝再行屈膝动作（图2-7）。

膝关节伸直屈曲1次作为1节，一般每次20～30分钟，每日2次练习。

【导引作用】

强健膝后肌筋，运通气血，稳定关节。

【适应范围】

膝部退变或伤后膝部酸痛，行走无力等症。

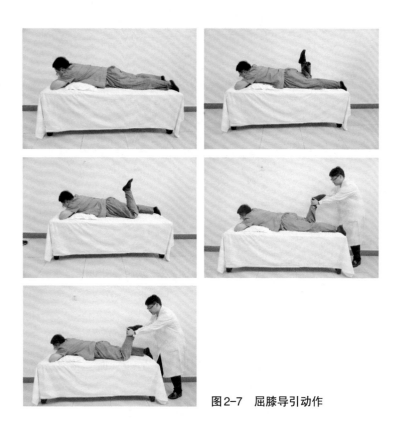

图2-7　屈膝导引动作

124. 动膝导引锻炼步骤及适应证有哪些

【导引步骤】

动作准备：仰卧于床上，双下肢伸直，自然放松。

动作步骤：先行左膝屈曲抬高，然后伸膝抬腿，之后右膝行左膝同样动作，类似悬空踩单车动作（图2-8）。

双膝屈伸（交替）1次，作为1节，每次20～30节，每

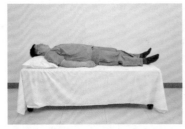 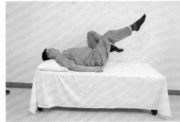

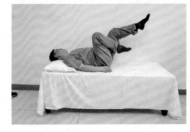

图2-8　动膝导引动作

日2次练习。

【导引作用】

灵活关节，滑润筋膜，增强肌力，运通气血。

【适应范围】

膝关节退变或伤后关节酸痛活动欠利者。

125. 如何保护膝关节

（1）注意保暖：由于膝关节炎对于寒冷的刺激非常敏感，外在的寒冷条件，会加重相关症状，所以，关节疾病患者，要注意防寒保暖，保持居住环境、工作环境干燥通风，特别是在夏季，不能贪凉，不长时间吹风扇、空调。天凉的时候，可以给自己配备一副护膝，既能保暖，也可以增加膝关节的稳定性，缓解疼痛。

（2）局部热敷：很多关节炎患者会有膝部发凉的感觉，除了日常的保暖，可以用热毛巾对膝部进行热敷，以改善膝部血液循环，同时也能够缓解肌肉的疲劳、痉挛，改善不适症状。若条件允许，可在医生指导下进行理疗。但是若有膝关节的肿胀，则不建议热敷，否则会使血管进一步扩张，加重关节肿胀。

（3）适当户外运动：疼痛严重时应注意以休息为主，当病情好转后，则要适当参加户外运动，适度的运动可促进关节滑液的分泌，既可营养软骨，又能润滑关节，减轻软骨的磨损。建议选择保护膝关节的运动方式：户外快走、慢走，和室内脚踏车、游泳、高抬腿等，尽量避免登山、跳绳、爬楼梯、下蹲等膝关节承受的压力大的运动。很多膝关节损伤是因运动不当造成的。因此，运动应量力而行，循序渐进，长期坚持。

（4）多吃对骨骼有益的食物：可以多吃一些补钙食物如芝麻酱、虾皮、海带等；富含软骨素的食物如杜仲皮、秋葵、山药、莲藕等；富含骨胶原的食物如银耳、桃胶、木耳等；富含氨基葡萄糖的食物如红薯、甘蔗、枫糖等。

（5）控制体重：体重越大膝部关节承担压力越大，膝关节劳损机会越大，膝关节退化越快。人在走路时，膝关节承受压力大约是体重的2倍，当一个人超重10 kg，相当于给膝关节增加大约20 kg的压力，可见肥胖对膝盖的伤害之大。

对于体重超标的人群，建议在医生指导下适当运动及控制饮食（切勿节食）科学减重。

126. 膝关节最怕的五件事是什么

一怕冷：膝关节周围肌肉和血运较少，容易怕冷，关节受凉、关节僵硬，引起关节疼痛。

二怕胖：肥胖导致膝关节承受的负担加重，压力增加，容易磨损，引起病变。

三怕伤：急性的运动损伤、慢性的关节劳损均容易诱发关节炎的发生。

四怕勤：膝关节使用的太频繁，比如过多的运动，爬山、上下楼梯等均可导致机械性磨损，破坏软骨诱发膝关节炎。

五怕老：随着年龄增加，关节软骨营养素缺失，骨骼中有机质减少，无机质增多，导致关节软骨和骨退变。

127. 膝关节骨关节炎的预防及护理

（1）注意保暖防寒，夏天最好不要被雨浇，冬天外出戴护膝。使用硬质护膝，保护膝关节的稳定性。

（2）要避免剧烈、长时间的运动，有些老年人往往是在剧烈运动或长时间行走后使得膝关节炎的症状加重，以致长期得不到缓解。尽量在平地上行走，少爬山或不爬山。必须上、下楼梯时，最好用手扶着栏杆，以减少压力。

（3）注意走路和劳动姿势，避免长时间下蹲、久站，不要拖着腿走路和劳动。

（4）应穿厚底、软底有弹性的鞋，女士不要穿高跟鞋。

（5）既要避免过量运动，又要适当进行功能锻炼，游泳和散步是最好的运动；其次仰卧起坐、俯卧撑、绷腿的运动也不错。

（6）肥胖者应减肥。减轻体重，可减轻膝关节的负荷，避免病情加重。

（7）饮食方面应多吃含蛋白质、钙质、胶原蛋白多的食物，如：牛奶、奶制品、黑木耳、鱼虾、牛蹄筋等。

（8）功能锻炼，膝关节功能锻炼的原则是以主动不负重的活动为主，例如，直腿抬高锻炼，从而增强肌肉力量，保持关节的稳定性。

128. 膝关节骨关节炎患者日常居家小妙招

（1）避免对膝关节骨关节炎治疗不利的因素，建立合理的日常活动方式，如保护受累膝关节，避免长途疲劳奔走，爬山，上下高层楼梯，长久站立、跪位、蹲位等。

（2）肥胖者应减轻体重，超重会增加关节负担，减重不但可以改善关节功能，而且可减轻关节疼痛。

（3）保护关节，戴保护关节的护膝等，发作期可使用手杖、支具等减轻受累关节的负荷。

（4）避免穿高跟鞋，穿软、有弹性的"运动鞋"，用适合的鞋垫，对一侧型膝关节骨关节炎可用楔形鞋垫辅助治疗。

129. 膝关节骨关节炎患者日常可以做哪些锻炼

在缓解期，可以在医生指导下选择适应的运动方式：

（1）有氧运动：步行、慢跑、游泳、瑜伽等，可以起到保持关节功能和改善疼痛的作用。

（2）适度地进行太极拳、八段锦运动，但要注意，传统功法应在专业人员指导下规范练习，应避免一些蹲起等关节负荷较大的动作。

（3）膝关节在非负重状态下做屈伸活动，以利于保持关节活动度。

（4）进行有关肌肉或肌群的锻炼以增强肌肉的力量和增加关节的稳定性，如下肢股四头肌等长伸缩锻炼等。

130. 护膝是否佩戴时间越长，越能对膝关节起到保护

随着医学知识的普及，护膝保护膝关节为大家所熟知

和接受。临床上经常碰到患者说为了更好地保护膝关节，所以长年累月佩戴护膝。然而，护膝是否戴的时间越长对膝关节越有利？一般来说，对于正常人来说，在剧烈运动（如跑步、打球等）时，可以戴护膝进行保护。对于膝关节炎患者来说，在膝关节骨关节炎急性发作期佩戴护膝，可有效缓解膝关节疼痛，并对膝关节起到良好的保护作用。但护膝并不是佩戴的时间越长越好。正常人在一般日常活动中，或膝关节炎患者过了急性期，不建议长时间佩戴。因为护膝为了起到稳定膝关节的作用，一般对膝关节的压力都比较大。所以，护膝戴的时间过长，会影响膝关节局部的血液循环，以及造成膝关节周围肌肉力量下降，反而不利于膝关节。

二 膝关节篇

附录6 膝关节常用功能评分表（一）——疼痛 VAS 评分

视觉模拟评分（VAS），主要用于膝关节疼痛的评估，在国内临床上使用较为广泛，其自评方法也较为简单，易于掌握（图2-9）。主要由受试者结合自身肩关节疼痛的情况进行评分，该评分总分为10分，0分表示无疼痛，10分表示剧烈难忍的疼痛。受试者得分越高，说明疼痛越严重。

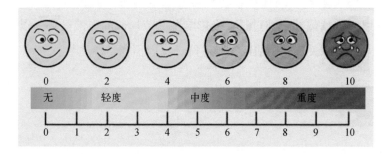

图2-9 视觉模拟评分（VAS）

附录7 膝关节常用功能评分表（二）——Lysholm 评分

由瑞典学者于1982年提出，1985年重新修正后被应用于各种膝关节疾病，属于问卷式他评量表（表2-1）。量表从跛行、支撑、交锁、疼痛、不稳定、肿胀、上楼梯和下蹲8项条目对患者功能进行评估，总分0～100分，其中疼痛和不稳定性所占分值较高。测量时间约需3～5分钟。Lysholm评分强调患者对于症状的主观感觉，它结合数字式的评分和患者日常活动级别，能对患者功能障碍的程度做出划分。

表2-1 Lysholm评分表

项目	分数	得分	项目	分数	得分
有否跛行 （5分）			有无疼痛 （25分）		
没有	5		没有	25	
轻度或周期性	3		不经常和重体力	20	
			活动时轻微		
是否需支撑物 （5分）			在重体力活动时明显	15	
不需	5		在行走超过2千米	10	
拐棍或拐杖	2		或之后明显		
不能承重	0		在行走不到2千米	5	
			或之后明显		
			持续	0	
有无绞锁 （15分）			有无肿胀 （5分）		
无绞锁及绊住感	15		没有	10	
有绊住感但不绞锁	10		重体力活动时	6	
偶然发生绞锁	6		一般体力活动时	2	
经常发生绞锁	2		持续	0	
体检时关节已绞锁	0				
关节不稳 （25分）			上下楼梯有无困难（10分）		
从来没有打软腿	25		无困难	10	
少见，仅在运动或	20		有轻微困难	6	
重体力活动时有			一次只能上一个台阶	0	
经常在重体力活动时	15		下蹲有无困难 （5分）		
出现（或不能参与）			无困难	5	
偶尔在日常活动时出现	10		轻微困难	4	
经常在日常活动时出现	5		不超过90°	2	
每一步都出现	0		不能	0	

附录8 膝关节常用功能评分表（三）—— WOMAC 指数

1988年提出的WOMAC是针对下肢骨关节炎的自评量表。该量表共24项条目，在OA及RA的文献中使用频率相对较高（表2-2）。WOMAC总分＜21分为轻度，21～48分为中度，＞48分为重度。WOMAC指数的有效性体现在能反映出患者治疗前后的变化。该量表多用于评估慢性中老年KOA患者。

表2-2　WOMAC指数评分表

疼痛程度	
在平地行走的时候	0没有疼痛 1轻微的 2中等的 3严重的 4非常严重
上下楼梯的时候	0没有疼痛 1轻微的 2中等的 3严重的 4非常严重
晚上在床上睡觉的时候	0没有疼痛 1轻微的 2中等的 3严重的 4非常严重
坐着或者躺着时候	0没有疼痛 1轻微的 2中等的 3严重的 4非常严重
站立的时候	0没有疼痛 1轻微的 2中等的 3严重的 4非常严重
僵硬程度	
早晨刚醒的时候，髌骨关节的僵硬程度如何	0没有疼痛 1轻微的 2中等的 3严重的 4非常严重

白天，坐着、躺着或者休息以后，关节的僵硬程度如何	0没有疼痛 1轻微的 2中等的 3严重的 4非常严重

在以下各种情况下，感觉困难程度如何

下楼梯	0没有疼痛 1轻微的 2中等的 3严重的 4非常严重
上楼梯	0没有疼痛 1轻微的 2中等的 3严重的 4非常严重
从椅子上站起来的时候	0没有疼痛 1轻微的 2中等的 3严重的 4非常严重
站立	0没有疼痛 1轻微的 2中等的 3严重的 4非常严重
弯腰	0没有疼痛 1轻微的 2中等的 3严重的 4非常严重
在平地行走	0没有疼痛 1轻微的 2中等的 3严重的 4非常严重
上、下汽车	0没有疼痛 1轻微的 2中等的 3严重的 4非常严重
逛街、购物	0没有疼痛 1轻微的 2中等的 3严重的 4非常严重
穿鞋、袜	0没有疼痛 1轻微的 2中等的 3严重的 4非常严重
起床	0没有疼痛 1轻微的 2中等的 3严重的 4非常严重

二　膝关节篇

脱鞋、袜	0没有疼痛 1轻微的 2中等的 3严重的 4非常严重
上床躺下的时候	0没有疼痛 1轻微的 2中等的 3严重的 4非常严重
进、出浴缸的时候	0没有疼痛 1轻微的 2中等的 3严重的 4非常严重
坐着	0没有疼痛 1轻微的 2中等的 3严重的 4非常严重
坐马桶或者站起来的时候	0没有疼痛 1轻微的 2中等的 3严重的 4非常严重
干比较重的家务活	0没有疼痛 1轻微的 2中等的 3严重的 4非常严重
干比较轻的家务活	0没有疼痛 1轻微的 2中等的 3严重的 4非常严重

附录9 膝关节常用功能评分表（四）——IKDC 评估表

由欧美各大运动和医学组织通过反复修改后于2000年提出的评分量表。该表由膝关节评估（10项条目）和膝关节韧带检查表（8项条目）组成，内容包含关节疼痛、运动水平和日常活动能力，总分0～100分（表2-3）。该量表 Cronbach系数为0.91，ICC为0.94，与LKS及医疗结果研究

肩关节与膝关节疼痛防治130问

36项简表相关性较高，聚合效度和区分效度良好。IKDC可针对膝关节的症状、功能和体育活动适应能力等进行评估，有助于比较不同膝关节疾病，但是不能反映患者的基本生活环境。

表2-3　IKDC评估表

1. 在不引起你膝关节明显疼痛的情况下，你能从事的最大限度的活动是什么？
4□非常剧烈的活动，如在篮球和足球运动中跳跃和急转
3□剧烈活动，如重体力工作、溜冰或打网球
2□中等强度活动，如中等强度的体力工作，跑步或慢跑
1□轻度活动，如散步、家务、园艺
0□由于膝关节疼痛不能作上述任何活动
2. 在过去的4周内或从你受伤开始，疼痛发作的频率如何？
无　0　1　2　3　4　5　6　7　8　9　10　24小时 发作 □ □ □ □ □ □ □ □ □ □ □ 持续
3. 如果有疼痛，严重程度如何？
无　0　1　2　3　4　5　6　7　8　9　10　曾经历或者自认 发作 □ □ □ □ □ □ □ □ □ □ □ 最剧烈疼痛
4. 在过去的4周中或从你受伤开始，膝关节僵硬或肿胀的程度如何？
4□没有　3□轻微　2□重度　1□重度　0□非常严重

5. 在不引起你膝关节明显肿胀的情况下，你能从事的最大限度的活动是什么？

4□非常剧烈的活动，如在篮球和足球运动中跳跃和急转

3□剧烈活动，如重体力工作、溜冰或打网球

2□中等强度活动，如中等强度的体力工作，跑步或慢跑

1□轻度活动，如散步、家务、园艺

0□由于膝关节肿胀不能作上述任何活动

6. 在过去的4周中或从你受伤开始，膝关节是否有交锁？

0□有　　1□没有

7. 在不引起你膝关节明显打软腿的情况下，你能从事的最大限度的活动是什么？

4□非常剧烈的活动，如在篮球和足球运动中跳跃和急转

3□剧烈活动，如重体力工作、溜冰或打网球

2□中等强度活动，如中等强度的体力工作、跑步或慢跑

1□轻度活动，如散步、家务、园艺

0□由于膝关节打软腿不能作上述任何活动运动活动

8. 你能有规律的参加最大限度的活动是什么？

4□非常剧烈的活动，如在篮球和足球运动中跳跃和急转

3□剧烈活动，如重体力工作、溜冰或打网球

2□中等强度活动，如中等强度的体力工作，跑步或慢跑

1□ 轻度活动，如散步、家务、园艺

0□ 由于膝关节不能作上述任何活动

9. 膝关节病痛对以下活动功能的影响

	没有困难	轻度困难	中度困难	非常困难	不能做
a. 上楼梯	4□	3□	2□	1□	0□
b. 下楼梯	4□	3□	2□	1□	0□
c. 膝关节向前跪地	4□	3□	2□	1□	0□
d. 下蹲	4□	3□	2□	1□	0□
e. 盘腿坐下	4□	3□	2□	1□	0□
f. 自椅上站起	4□	3□	2□	1□	0□
g. 直线前跑	4□	3□	2□	1□	0□
h. 患肢跳起和着地	4□	3□	2□	1□	0□

10. 用0—10分来评定你膝关节的功能，10分指正常，有极好的功能，而0分指不能做任何的日常活动（包括运动）。

受伤前你膝关节的功能：

不能做　　0　1　2　3　4　5　6　7　8　9　10　　日常活动

日常活动　□□□□□□□□□□□　不受限制

目前你膝关节的功能

不能做　　0　1　2　3　4　5　6　7　8　9　10　　日常活动

日常活动　□□□□□□□□□□□　不受限制

二　膝关节篇

附录10 膝关节常用功能评分表（五）—— JKOM评估表

由日本学者于2002年研发而制定的评估量表，该表根据亚洲人的生理特点、生活方式、环境特征制定，从疼痛、僵硬、生活状态等方面对KOA患者的功能进行评价；每项参照量表限定值的大小进行量化，最后算出总分（0～100分）（表2-4）。汉化版JKOM的重测信度ICC 0.947～0.993，说明量表具有高稳定性和可重复性。该量表使用方便（评定时间5～8分钟），更适用于亚洲人群，在日本经多年研究应用，受到康复医学科、骨科等学术界的一致推崇。

表2-4 JKOM评估表

一、膝关节的疼痛及僵硬感
1. 这些天，早晨起床开始活动时膝关节有"僵硬感"吗？
0 没有僵硬感　1 有轻度僵硬感　2 相当僵硬　3 中等程度僵硬感 4 严重僵硬
2. 这些天，早晨起床开始活动时膝关节有疼痛吗？
0 完全没有疼痛　1 有轻度疼痛　2 中等程度疼痛　3 相当疼痛 4 剧烈疼痛
3. 这些天，晚上睡眠中因膝关节疼痛而醒来的情况有吗？
0 完全没有　1 偶尔有　2 有时候有　3 经常有　4 每晚都有

4. 这些天，在平地行走时膝关节有疼痛吗？

0 完全没有疼痛　　1 有轻微疼痛　　2 有中等程度疼痛　　3 相当疼痛
4 剧烈疼痛

5. 这些天，上楼梯时膝关节有疼痛吗？

0 完全没有疼痛　　1 有轻微疼痛　　2 有中等程度疼痛　　3 相当疼痛
4 剧烈疼痛

6. 这些天，下楼梯时膝关节有疼痛吗？

0 完全没有疼痛　　1 有轻微疼痛　　2 有中等程度疼痛　　3 相当疼痛
4 剧烈疼痛

7. 这些天，下蹲和起立时膝关节有疼痛吗？

0 完全没有疼痛　　1 有轻微疼痛　　2 有中等程度疼痛　　3 相当疼痛
4 剧烈疼痛

8. 这些天，一段时间直立时膝关节有疼痛吗？

0 完全没有疼痛　　1 有轻微疼痛　　2 有中等程度疼痛　　3 相当疼痛
4 剧烈疼痛

二、日常生活状态

9. 这些天，上下楼梯有何种程度的困难？

0 没有困难　　1 轻度困难　　2 中等程度困难　　3 非常困难　　4 相当
困难

10. 这些天，下蹲和起立活动有何种程度的困难？

0 没有困难　　1 轻度困难　　2 中等程度困难　　3 非常困难　　4 相当
困难

11. 这些天，从蹲位厕所起立时有何种程度的困难？

二
膝
关
节
篇

0 没有困难　　1 轻度困难　　2 中等程度困难　　3 非常困难　　4 相当困难
12. 这些天，自己换（穿）长裤、裙子或内裤等时有何种程度的困难？
0 没有困难　　1 轻度困难　　2 中等程度困难　　3 非常困难　　4 相当困难
13. 这些天，自己脱鞋子或穿鞋子时有何种程度的困难？
0 没有困难　　1 轻度困难　　2 中等程度困难　　3 非常困难　　4 相当困难
14. 这些天，在平地上不休息连续能走多久？
0 可走30分钟以上　　1 可走15分钟左右　　2 可在家周边走　　3 可在室内行走　　4 基本上不能行走
15. 这些天，您要用拐杖吗？
0 完全不必使用　　1 偶尔使用　　2 有时使用　　3 经常使用　　4 必须使用
16. 这些天，自己去买日常用品有何种程度困难？
0 没有困难　　1 轻度困难　　2 中等程度困难　　3 相当困难　　4 非常困难
17. 这些天，简单的家务（收拾饭桌、整理房间等）有何种程度困难？
0 没有困难　　1 轻度困难　　2 中等程度困难　　3 相当困难　　4 非常困难
18. 这些天，一定程度负担的家务（如扫地、拖地、从柜子里取物/放物等）有何种程度困难？
0 没有困难　　1 轻度困难　　2 中等程度困难　　3 相当困难　　4 非常困难

三、社交活动状态

19. 近一个月，因膝关节疼痛，平时的活动（见朋友、亲戚或参加兴趣班、学习班活动等）有被限制障碍吗？

0 没有限制　1 轻度限制　2 大概有半数限制　3 相当被限制
4 完全被限制

20. 近一个月，去商场或外出参加活动吗？

0 每周2～3次以上　1 每周1次　2 每2周1次　3 每月1次　4 完全没有

21. 近一个月，因膝关节疼痛，平时的活动（见朋友、亲戚或参加兴趣班、学习班活动等）有困难吗？

0 没有困难　1 轻度困难　2 中等程度困难　3 相当困难　4 非常困难

22. 近一个月，因膝关节疼痛，外出离家近的地方有被中断吗？

0 没有中断，随意外出　1 1～2次中断　2 多次中断　3 经常中断
4 基本上中断（不能外出）

23. 近一个月，因膝关节疼痛，外出离家较远的地方有被中断吗？

0 没有中断，随意外出　1 1～2次中断　2 多次中断　3 经常中断
4 基本上中断（不能外出）

四、关节健康状态

24. 近一个月您认为自己的健康状态和其他人一样吗？

0 完全这样认为　1 这样认为　2 不能说好也不能说坏　3 不这样认为（认为不好）　4 完全不这样认为（认为比别人差的多）

25. 近一个月膝关节的状态对您的健康状态有不好的影响吗？

0 完全没有影响　1 轻度不好影响　2 有中等程度的不好影响　3 有相当不好的影响　4 有严重影响